Psychologie, Soziologie und Pädagogik

Eine kurzgefasste, prüfungsrelevante Darstellung unter Berücksichtigung des Lernzielkataloges für die Krankenpflege

Wichtiger Hinweis

Die Erkenntnisse in der Medizin unterliegen laufendem Wandel durch Forschung und klinische Erfahrungen. Herausgeber und Autoren dieses Werkes haben große Sorgfalt darauf verwendet, dass die in diesem Werk gemachten therapeutischen Angaben (insbesondere hinsichtlich Indikation, Dosierung und unerwünschten Wirkungen) dem derzeitigen Wissensstand entsprechen. Das entbindet den Nutzer dieses Werkes aber nicht von der Verpflichtung, anhand der Beipackzettel zu verschreibender Präparate zu überprüfen, ob die dort gemachten Angaben von denen in diesem Buch abweichen und seine Verordnung in eigener Verantwortung zu treffen.

Autoren und Verlag appellieren an jeden Benutzer, ihm etwa auffallende Ungenauigkeiten oder Fehler dem Verlag mitzuteilen.

Die Deutsche Bibliothek - CIP-Einheitsaufnahme
Ein Titeldatensatz für diese Publikation ist bei der Der Deutschen Bibliothek erhältlich

4. Auflage Juli 2001

01 02 03 04 05 5 4 3 2 1

Lektorat: Stefanie Schröder, München
Herstellung: Wolfram Friedrich, München
Satz und Layout: *www.*med4you.de, Saarbrücken
Grafiken: *www.*med4you.de, Saarbrücken
Umschlaggestaltung: *www.*med4you.de, Saarbrücken
Orthographisches Lektorat: KKF, Dillingen
Druck: Bliesdruckerei, Blieskastel

Herausgeber und Verfasser:

Steffen Gross Eric Haus Friedbert Steigerwald

Bestellmölichkeiten:

per Post	per Telefon	per Telefax	per E-Mail
Verlag Haus & Gross bei Urban & Fischer Karlstrasse 45 80333 München	0 89/53 83 307	0 89/53 83 309	v.schlothfeld@urbanfischer.de

Internet:

http://www.weissereihe.de
http://www.hausgross.de
http://www.urbanfischer.de

Die „Weiße Reihe" umfaßt zur Zeit folgende Bände:

BAND 1 ANATOMIE UND PHYSIOLOGIE
BAND 2 MIKROBIOLOGIE UND HYGIENE
BAND 3 ARZNEIMITTELLEHRE
BAND 4 INNERE MEDIZIN
BAND 5 CHIRURGIE
BAND 6 STAATSBÜRGER-, BERUFS- UND GESETZESKUNDE
BAND 7 GYNÄKOLOGIE UND GEBURTSHILFE
BAND 8 NEUROLOGIE, PSYCHIATRIE UND PSYCHOSOMATIK
BAND 9 CHEMIE, PHYSIK UND STRAHLENKUNDE
BAND 10 KINDERHEILKUNDE
BAND 11 PSYCHOLOGIE, SOZIOLOGIE UND PÄDAGOGIK
BAND 12 KRANKENPFLEGE
BAND 13 FRAGENSAMMLUNG I
BAND 14 FRAGENSAMMLUNG II
BAND 15 ORTHOPÄDIE UND UROLOGIE
BAND 16 AUGEN-, HAUT- UND HNO-ERKRANKUNGEN
BAND 18 FRAGENSAMMLUNG IV (KOMPLETTE EXAMINA)
BAND 19 KRANKENPFLEGEGESETZ/AUSBILDUNGS- U. PRÜFUNGSORDNUNG
BAND 20 ANATOMISCHE ZEICHENBLÄTTER ZUM BESCHRIFTEN)
BAND 22 ANÄSTHESIE UND INTENSIVMEDIZIN
BAND 23 FRAGENSAMMLUNG V (KOMPLETTE EXAMINA)
BAND 24 MÜNDLICHES EXAMEN

...und wird ständig erweitert!

Vorwort

Die Themen des vorliegenden Bandes entsprechen im Wesentlichen den Inhalten der Ausbildungs- und Prüfungsverordnung des Krankenpflegegesetzes von 1985.

Da die Inhalte, von zwei Ausnahmen abgesehen, mit der Prüfungsverordnung für Kinderkrankenschwestern identisch sind, wurden das Kapitel "Psychologie des kranken Kindes" und "Pädagogik in der Kinderkrankenpflege" mit aufgenommen.

Die Gliederung hält sich weitgehend an die vom Gesetz vorgegebene, wobei über die Hälfte der Inhalte psychologischer Art sind. In einzelnen Punkten waren auf Grund inhaltlicher und logischer Ungereimtheiten Umstellungen und Erweiterungen nötig. Auch wenn in den meisten Krankenpflegeschulen der Unterricht in eigene Lehrpläne (Curricula) eingebettet ist, lassen sich die meisten Themen (Kapitel) von allen ohne Probleme übernehmen. Auch Inhalte, die in andern Fächern der Krankenpflegeausbildung ausführlich behandelt werden, werden in diesem Band angesprochen (z.B. Begleitung sterbender Patienten, Umgang mit suizidalen Patienten).

Das Buch soll Unterrichtende bei der Orientierung am Gegenstandskatalog und Schüler bei der Mitschrift im Unterricht unterstützen.

Am Ende des Buches findet sich eine Fragesammlung, bei der darauf geachtet worden ist, dass die Fragen in angemessener Zeit, ohne allzu großen sprachlichen Einsatz und Aufwand beantwortet werden können.

Der Autor wünscht allen Schülerinnen und Schülern, die sich für diesen anspruchsvollen und faszinierenden (und bestimmt nicht immer ganz einfachen) Beruf entschieden haben, viel Spaß und Erfolg beim Lesen und Lernen, und dass ihr kritischer Blick für gute psychologische Literatur in dem riesigen "Psychoangebot" geschärft werden möge.

Anmerkung
Im Folgenden werden die Satzsubjekte nur in der männlichen Form genannt. Diese Schreibweise soll der Verständlichkeit der Texte dienen. Auf keinen Fall sollen Frauen diskriminiert werden.

Saarbrücken, im Mai 2001

Friedbert Steigerwald

Inhaltsverzeichnis

Einführung in die Sozialwissenschaft

1 Sozialwissenschaften in der Krankenpflege

1.1. Stellenwert der Sozialwissenschaften in der Krankenpflege

In den letzten Jahrzehnten hat die Krankenpflege eine enorme Aufwertung erfahren. Sowohl die Institutionalisierung von Pflegewissenschaft und Pflegeforschung an den Hochschulen als auch die Verbesserung der Ausbildung in den Pflegeberufen zeigen eine entsprechend Entwicklung auf. Krankenpflege ist ein wichtiger Baustein in dem relativ neuen "Gebäude" der Gesundheitswissenschaften geworden. Klinische, Medizinische und Gesundheitspsychologie sind in diesem "Gebäude" komplementäre (sich ergänzende) Disziplinen, wobei die wechselseitige Befruchtung zwischen Medizinischer Psychologie und Gesundheitspsychologie besonders stark ist.

Nach dem gültigen Krankenpflegegesetz (KPflG) sollen mindestens 100 Stunden für die sozialwissenschaftlichen Fächer (Psychologie, Soziologie und Pädagogik) aufgewendet werden, wobei der größte Teil auf die Psychologie entfällt. Das ist mindestens die doppelte Anzahl an Stunden, wie sie in der Medizinerausbildung für die Fächer Medizinische Psychologie und Medizinische Soziologie veranschlagt werden!

"Die Ausbildung für Krankenschwestern und Krankenpfleger soll die Kenntnisse, Fähigkeiten und Fertigkeiten zur verantwortlichen Mitwirkung bei der Verhütung, Erkennung und Heilung von Krankheiten und bei der Rehabilitation vermitteln. Pflege ist dabei auf die Sicherung individueller elementarer Lebensäußerungen von Menschen aller Altersgruppen bei Gesundheitsgefährdung, Krankheit, Behinderung und Sterben zusammen mit oder stellvertretend für die Pflegebedürftigen mit dem Ziel der Erhaltung oder Wiedererlangung der physischen und psychischen Autonomie ausgerichtet. Pflege bezieht dabei auch das familiäre und soziale Umfeld ein" (Bundesministerium für Gesundheit, 1999).

Dieses Ausbildungsziel verweist auf die große Bedeutung der Sozialwissenschaften, wobei es wünschenswert wäre, wenn sie nicht nur im theoretischen Unterricht vermittelt würden. Die Verzahnung mit der praktischen Ausbildung (z.B. im Bereich der Gesprächsführung) wäre sicher eine gute Möglichkeit.

1.2. Lernziele

Das Hauptlernziel ist die Schaffung einer psychologisch aufgeschlossenen Haltung gegenüber Patientinnen und Patienten. Krankenpflegeschüler sollen ein Verständnis für die Bedürfnisse sowie die psychosoziale und ökonomische Lebenssituation der Patienten entwickeln.

In den meisten Lebenssituationen geht man davon aus, dass das eigene Denken und Handeln richtig ist und von den anderen Menschen auch verstanden wird, dass man also – im übertragenen Sinne – die "gleiche" Sprache spricht. Nur so ist eine "echte" Kommunikation zwischen Menschen möglich. Die eigene subjektive Wirklichkeit (besonders im Bereich der Bedürfnisse und Gefühle) weicht jedoch in vielen Fällen von der anderer Menschen ab.

Ein wesentliches Ziel des Unterrichts in den psychosozialen Fächern liegt also darin, Akzeptanz und Verständnis für die subjektive Wirklichkeit von Patienten zu schaffen, die durch Krankheit in einer besonderen, z.T. existentiell bedrohlichen Lage sind (s. Schmerzen, Ängste, Todesangst). Diese "Wirklichkeiten" zu verstehen ist auch besonders dort schwierig, wo sie im Alltag oder auf der Station mit den eigenen Vorstellungen nicht in Einklang zu bringen sind (z.B. bei psychiatrischen Patienten).

Neben den Bedürfnissen von Patienten darf jedoch auch die Situation der Pflegenden nicht vergessen werden, wie es häufig geschieht. Schwestern und Pfleger haben auch Anspruch auf Verständnis für ihre Arbeitsplatzprobleme und psychischen Belastungen. Voraussetzung dafür, dieses Verständnis zu erhalten, ist die Einsicht in die eigene Bedürftigkeit. (s. auch Kap. 8.2.3 "Psychische Belastungen im Krankenhaus".)

Sozialwissenschaften im Rahmen der Krankenpflegeausbildung sind auch deshalb sinnvoll, weil ihre Erkenntnisse dazu beitragen, die Kommunikation zwischen Pflegepersonen, anderen Berufsgruppen im Krankenhaus und Patienten zu verbessern.

Anwendungsfelder der Sozialwissenschaften in der Krankenpflege:

- Aufmerksamkeit und Interesse für Bedürfnisse und emotionale Verfassung von Patienten und Angehörigen (Einfühlungsvermögen)
- Wahrnehmung von sozialen und ökonomischen Lebensbedingungen des Patienten
- Verbesserter Umgang mit Arbeitskollegen und Ärzten
- Einsicht in eigene Betroffenheit von grundlegenden Problemen (z.B. Einstellung zu Tod und Sterben)
- Beurteilung und Bewältigung von Konflikten mit sich und anderen

Nötige Grundkenntnisse

- Inhalte der Allgemeinen und Entwicklungspsychologie
- Persönlichkeitspsychologie
- Gesprächsführung
- Gruppendynamik
- Thanatopsychologie
- Grundlagen der Soziologie und Pädagogik

Neben diesen humanen Auswirkungen auf Patienten und Berufsgruppen ist auch ein ökonomischer und volkswirtschaftlicher Aspekt nicht zu unterschätzen.

Heilungschancen, Verweildauer im Krankenhaus, Verbrauch von Schmerzmitteln und Krankenstand beim Pflegepersonal sind durch den Einsatz von sozialwissenschaftlichen Erkenntnissen positiv beeinflussbar.

2 Überblick über die Sozialwissenschaften

2.1. Psychologie

Das Bemühen, Seelisches zu beschreiben und seine Beziehung zum Körper zu ergründen, ist schon in der griechischen Antike ein wichtiges Thema der Philosophen gewesen. So schrieb z. B. Aristoteles (384 – 322 v. Chr.) das erste Lehrbuch der Psychologie mit dem Titel "Über die Seelen", in dem er die Seele als Lebensprinzip betrachtete und zwischen einer vegetativen, einer animalischen und – nur dem Menschen eigen – einer denkenden Seele unterschied.

Der Name Psychologie stammt aus dem Griechischen und bedeutet so viel wie Seelenlehre, ist aber erst in der Neuzeit in die Fachsprache aufgenommen worden. Die deutsche Wendung Psychologie wurde erst im 18. Jahrhundert von einem Philosophen namens Christian Wolff (1679 – 1754), der als Erster philosophische Werke in deutscher Sprache schrieb, eingeführt.

Die Psychologie war lange Zeit ein Teilgebiet der Theologie und der Philosophie. Sie wurde bis gegen Mitte des vergangenen Jahrhunderts unter Ausklammerung der Erfahrung betrieben, also ohne jeden Versuch, Behauptungen mit wissenschaftlichen Mitteln zu beweisen. Psychologie war damals kein eigenständiges Fach. Das änderte sich mit der zunehmenden Berücksichtigung der kontrollierten, d.h. systematischen, Beobachtung und Beschreibung von psychologischen Phänomenen. Zusätzlich wurde versucht, die entdeckten Regeln und Theorien in mathematischen Formeln zu beschreiben. Als äußeres Zeichen dieser Entwicklung kann die Gründung des ersten psychologischen Laboratoriums 1879 durch Wilhelm Wundt in Leipzig betrachtet werden. Dort wurden z.B. Gedächtnisstörungen mit naturwissenschaftlichen (experimentellen) Methoden untersucht. Nach und nach wurde in vielen Gebieten der Psychologie dieses methodische Vorgehen angewendet.

Als eigenständiges Fach innerhalb der anderen Wissenschaften wurde die Psychologie erst Mitte des 19. Jahrhunderts an den Universitäten eingeführt.

■ *Die Psychologie ist eine verhältnismäßig junge Wissenschaft.*

2.1.1. Definition der Psychologie

Die Definition "Psychologie ist die Wissenschaft von der Seele" ist nur eine Übersetzung des Wortes Psychologie und deshalb völlig unzulänglich. Sie wird in der seriösen psychologischen Literatur nicht mehr verwendet. Zu allen Zeiten gab es unterschiedliche Versuche, die Psychologie zu definieren, um sie von anderen Wissenschaften abgrenzen zu können. Alle diese Versuche sind nach und nach von anderen abgelöst worden. Heute wird die Psychologie definiert als Wissenschaft vom Verhalten und Erleben der Lebewesen, wobei das Verhalten des Menschen im Vordergrund steht. Grundsätzlich ist aber auch eine Tierpsychologie denkbar, da auch Tiere sich verhalten und wahrscheinlich auch erleben.

■ *Psychologie ist die Wissenschaft vom Verhalten und Erleben der Menschen.*

Unter Verhalten versteht man objektiv und exakt registrierbare Lebensvorgänge. Hat man jedoch nur das Verhalten des Menschen im Auge, ist eine scharfe Trennung zwischen Psychologie und Physiologie nicht immer möglich.

■ *Die Physiologie ist eine biologisch-medizinische Wissenschaft, die sich mit der Funktion von Organen sowie des endokrinen und nervösen Geschehens im Körper befasst.*

Erleben als ein Vorgang im Bewusstsein ist nur durch Selbstbeobachtung feststellbar und damit nur der jeweiligen Person zugänglich. Erleben entspricht der "inneren Welt" des Menschen und ist damit subjektiv. Nimmt man den Erlebnisaspekt zu dem Verhaltensaspekt hinzu, ist eine Abhebung der Psychologie von der Physiologie möglich, da die Physiologie sich nicht mit dem Erleben beschäftigt.

■ *Der Begriff Verhalten bezieht sich auf den "Außenaspekt" und ist objektiv beobachtbar. Erleben bezieht sich auf den "Innenaspekt" und ist nur subjektiv beobachtbar.*

Beide Aspekte (Verhalten und Erleben) sind für die Beschreibung und das Verständnis des Menschen notwendig. Beide sind sich ergänzende (komplementäre) Aspekte.

Sucht man einen Oberbegriff, mit dem sich die Psychologie beschäftigt, so könnte man ihn "das Psychische" nennen. Das Psychische ist ein Hinweis auf solche Lebensvorgänge, die erlebbar sind und/oder sich im Verhalten der Menschen äußern.

■ *Das Psychische ist die Summe aller Lebensvorgänge, die erlebbar sind und/oder sich im Verhalten der Menschen zeigen.*

Wissenschaftstheoretisch gesehen hat die Psychologie sowohl geisteswissenschaftliche als auch naturwissenschaftliche Anteile. Auch die Medizin als Ganzes ist im eigentlichen Sinne keine reine Naturwissenschaft, wie es nur einige Hilfswissenschaften wie z.B. die Chemie sind. Natur- und Geisteswissenschaften weisen einige grundlegende Unterschiede auf.

Naturwissenschaften

Die Naturwissenschaften untersuchen die Naturvorgänge in Umwelt und Mensch mit Methoden des Experiments. Ihr Ziel ist es, allgemeine Gesetzmäßigkeiten zu formulieren.

Geisteswissenschaften

Die Geisteswissenschaften untersuchen Vorgänge im Menschen durch die Methoden des Verstehens. Ihr Ziel ist es, die Besonderheit und Einmaligkeit des Menschen zu erfassen.

2.1.2. Ziele der Psychologie

Das grundlegende Ziel jeder Wissenschaft ist die Beschaffung von Erkenntnissen, durch deren Umsetzung Veränderungen der Welt ermöglicht werden. Die Psychologie sollte immer eine Verbesserung der Lebensqualität des Menschen anstreben. Die verbesserte Lebensqualität kann durch innerpsychische Veränderungen (Psychotherapie) oder durch verbesserte Lebens- und Arbeitsbedingungen (Arbeitspsychologie) erreicht werden. Zur Erreichung dieser Ziele sind bestimmte Forschungsschritte notwendig:

Schritte im Prozess psychologischer Forschung:

- Beschreibung von Erleben und Verhalten
- Suche nach Erklärungen für die beschriebenen Phänomene
- Ermöglichung einer Vorhersage dieser Phänomene (= Feststellen von Gesetzmäßigkeiten des Erlebens und Verhaltens)
- Veränderung, Vermeidung oder Herstellung dieser Phänomene

■ *Hauptziel der Psychologie ist die Veränderung von Erlebens- und Verhaltensweisen zur Verbesserung der Lebensqualität des Menschen.*

2.1.3. Grundlagen- und anwendungsbezogene Fächer

Man unterscheidet in der Psychologie zwischen Grundlagen- (Basis-) Fächern und anwendungsbezogenen Fächern. Man folgt damit einer Einteilung, wie sie auch in anderen Disziplinen bekannt ist (z.B. theoretische und klinische Medizin).

Grundlagenfächer:

- Allgemeine Psychologie
- Entwicklungspsychologie
- Persönlichkeits- oder Differentielle Psychologie
- Sozialpsychologie

Anwendungsbezogene Fächer sind viele denkbar. In allen Lebensbereichen des Menschen kann letztlich Psychologie angewendet werden. Ihren Namen beziehen anwendungsbezogene Fächer aus den entsprechenden Bereichen (z.B. Sport, Sportpsychologie) oder den Methoden (z.B. Musizieren, Musikpsychologie).

Bekannteste anwendungsbezogene Fächer:

- Klinische Psychologie
- Medizinische Psychologie
- Schulpsychologie
- Arbeits- und Betriebspsychologie
- Forensische Psychologie (Gerichtspsychologie)
- Werbepsychologie

Allgemeine Psychologie

Als ein Grundlagenfach beschäftigt sich die Allgemeine Psychologie mit allen Gesetzmäßigkeiten des Erlebens und Verhaltens. Dabei wird von individuellen Unterschieden abgesehen.

Hauptbereiche der Allgemeinen Psychologie:

- Wahrnehmung
- Denken
- Lernen
- Motivation
- Emotion
- Psychomotorik

Die Aussagen der Allgemeinen Psychologie beziehen sich auf alle Menschen in jeder Situation.

Entwicklungspsychologie

Die Entwicklungspsychologie untersucht die in der Allgemeinen Psychologie beschriebenen Bereiche in Abhängigkeit vom individuellen Lebenslauf. Sie versucht, die Entwicklung in verschiedenen Lebensphasen zu beschreiben, z.B. in Kindheit, Jugend, Erwachsenenalter, aber auch beim Sterben. Dazu werden auch große Gruppen gleichaltriger Individuen untersucht.

Wichtige Themen der Entwicklungspsychologie sind:

- Reifung und Lernen
- Entwicklung des Denkens (Intelligenz)
- Entwicklung der Persönlichkeit
- Entwicklungsstörungen

Die Aussagen der Entwicklungspsychologie beziehen sich auf alle Menschen in Abhängigkeit vom Lebensalter.

Persönlichkeitspsychologie (Differentielle Psychologie)

Im Unterschied zur Allgemeinen Psychologie untersucht die Persönlichkeitspsychologie das Erleben und Verhalten des Menschen vorwiegend unter dem Gesichtspunkt von Kriterien, wie sie individuell unterschiedlich ausgeprägt sind

(Differenzen). Deshalb wird die Persönlichkeitspsychologie auch als Differentielle Psychologie bezeichnet. Individuell unterschiedlich ausgeprägt sind z.B. persönliche Eigenschaften, soziale Herkunft und andere spezielle Merkmale wie z.B. die Intelligenz. Der frühere Begriff der Charakterkunde für einen ähnlichen Bereich wird heute nicht mehr verwendet. Ergebnisse der Persönlichkeitspsychologie finden in der Praxis überall dort Verwendung, wo es auf die Kategorisierung bzw. Beschreibung von Verhaltensweisen und Fähigkeiten einzelner Individuen (Persönlichkeitsdiagnostik) ankommt, z.B. bei Eignungsuntersuchungen, in der Betriebs- oder auch Schulpsychologie.

Die Aussagen der Persönlichkeitspsychologie beziehen sich auf alle Menschen in Abhängigkeit von individuell ausgeprägten Persönlichkeitsmerkmalen.

Sozialpsychologie

Die Sozialpsychologie befasst sich mit dem Erleben und Verhalten von Individuen in ihren sozialen Bezügen, d.h. in ihren Beziehungen zu anderen Individuen, Gruppen und Kultur(en). Beziehungen (soziale Interaktionen) bringen wechselseitige Auswirkungen (Wechselwirkungen) auf Erleben und Verhalten mit sich.

■ *Sozialpsychologie ist die Wissenschaft vom sozialen Erleben und sozialen Verhalten von Individuen.*

Es bestehen einige inhaltliche Überlappungen zwischen Sozialpsychologie und Soziologie. Der Unterschied liegt darin, dass sich die Sozialpsychologie unmittelbarer mit Individuen befasst.

■ *Soziologie ist die Wissenschaft von dem Zusammenleben der Menschen.*

Da kein Mensch ohne Sozialpartner gelebt hat und/oder lebt, ist bei allen psychologischen Überlegungen immer auch die Sozialpsychologie mit zu berücksichtigen.

Themen der Sozialpsychologie:

- Kommunikation
- Sozialisation (Anpassung des Individuums an Normen von Gruppen oder der Gesellschaft)
- Soziale Einstellungen
- Vorurteile und Stereotype
- Rollenverhalten
- Entstehung von Aggressionen und Konflikten

Klinische Psychologie

Die Klinische Psychologie ist eines der wichtigsten Teilgebiete der angewandten Psychologie. Sie beschäftigt sich mit Psychodiagnostik, Psychotherapie und Beratung von Individuen. Dabei geht es um Störungen des Erlebens und Verhaltens. Psychische Störungen werden in der Regel dabei nicht als Krankheiten im medizinischen Sinn verstanden, sondern als Fehlentwicklung sozialen Lernens. Mit geeigneten Methoden sind diese Störungen veränderbar (z.B. mit psychotherapeutischen Techniken).

Klinische Psychologie wird also nicht nur in Kliniken betrieben, sondern überall dort, wo versucht wird, Verhalten und Erleben zu vergleichen, zu beurteilen und und zu beschreiben (Psychodiagnostik) sowie mit psychologischen Mitteln zu beeinflussen und zu heilen (Psychotherapie).

■ *Psychodiagnostik ist der Sammelbegriff für solche Methoden, mit denen eine vergleichende Beurteilung und Beschreibung von psychischen Merkmalen möglich ist.*

Anwendungsgebiete der Klinischen Psychologie:

- Medizin
- Psychosomatik
- Belastungssituationen (Operationen, Trauer, Krisen)
- Verarbeitungsprozesse von schweren und chronischen Erkrankungen
- Bereiche des Sterbens (z.B. Todesangst).

■ *Psychotherapie ist der Sammelbegriff für solche Methoden, die mit psychologischen Mitteln (z.B. der Sprache) Verhalten und Erleben verändern können.*

Klinische Psychologen arbeiten in psychiatrischen Krankenhäusern, Erziehungs-, Ehe- und Familienberatungsstellen, Drogenberatungsstellen, Rehabilitationseinrichtungen und Praxen.

■ *Von Klinischer Psychologie spricht man, wenn Psychodiagnostik, Psychotherapie und psychologische Beratung betrieben werden.*

Medizinische Psychologie

Die Medizinische Psychologie ist seit 1970 ein Pflichtfach im Medizinstudium. Vermittelt werden Techniken psychologischen Handelns (ärztliche Gesprächsführung, Grundlagen des Diagnostizierens und Therapierens), eine psychologisch aufgeschlossene Haltung anderen gegenüber und Aspekte der Selbst- und Fremdwahrnehmung. Inhaltlich orientieren sich diese Techniken an Themen wie die Arzt-Patient-Beziehung in ihren vielfältigen Formen (Kommunikation, Einstellung, soziale Rolle usw.), die psychologischen Aspekte von Gesundheit und Krankheit (z.B. Krankheitsverarbeitung) und die in der Medizin wichtigen Emotionen wie Angst, Scham, Hilflosigkeit und Trauer.

Medizinische Psychologie ist jedoch nicht nur "alltagspraktische" Psychologie für Mediziner, sondern auch (klinische) Psychologie in der Medizin. Medizinische Psychologie ist damit auch Psychologie für den Umgang mit Patienten in schweren Belastungssituationen in allen klinischen Fächern.

Themen der Medizinischen Psychologie:

- Arzt-Patient-Beziehung
- Psychologische Vorbereitung auf medizinische Maßnahmen und Eingriffe (z.B. bei Narkosen, Operationen oder Untersuchungen, die bei Bewusstsein erfolgen)
- Verarbeitungsprozesse von körperlichen Erkrankungen, besonders von schweren und chronischen Erkrankungen
- Psychologische Aspekte des Todes und des Sterbens (z.B. Verarbeitungsprozesse von Patienten, Angehörigen und Berufsgruppen, die direkt mit sterbenden Patienten beschäftigt sind (thanato-psychologische Probleme))
- Probleme der Schmerzforschung, speziell Schmerzdiagnostik und Schmerztherapie
- Psychologische Situation im Krankenhaus.

■ *Medizinische Psychologie ist sowohl ein Prüfungsfach in der vorklinischen, medizinischen Ausbildung (Psychologie für Mediziner), als auch die Anwendung der Klinischen Psychologie auf Situationen im Krankenhaus.*

2.2. Abgrenzungen der Psychologie zu Soziologie und Pädagogik

2.2.1. Soziologie

Während die Sozialpsychologie vom Individuum ausgeht und zu erfassen sucht, wie dieses auf die Umwelt reagiert, beschäftigt sich die Soziologie (Lehre vom Zusammenleben) mit Gruppen. Sie untersucht die speziellen Formen, Strukturen und Normen von Gruppen jeder Größe (von Kleingruppen bis zu Völkern).

Besonders wichtig für die Krankenpflege ist die Medizinische Soziologie, die sich mit Phänomenen wie Krankheit und Gesundheit in der Gesellschaft sowie mit Einrichtungen und Berufe des Gesundheitswesens beschäftigt. Das Ziel ist ein besseres Verständnis der sozialen und soziologischen Einflüsse auf die Erhaltung von Gesundheit und die Entstehung und Verläufe von Krankheiten. Die gewonnenen Erkenntnisse sollen zu verbesserten medizinischen Verhältnissen führen (z.B. durch Prävention, Früherkennung von Krankheiten usw.).

Themen der Soziologie:

- Sozialisation
- Soziale Ungleichheit
- Soziale Schichtung
- Medizinische Soziologie
- Bevölkerungsstruktur und Bevölkerungsentwicklung

■ *Soziologie ist die Wissenschaft vom Zusammenleben von Menschen, also von Gruppen, sozialen Institutionen und Organisationen und deren Beziehungen untereinander.*

2.2.2. Pädagogik

Pädagogik ist die Wissenschaft von der Ausbildung und Erziehung (Früherziehung, Erwachsenenbildung usw.) und deren Institutionen (z.B. Schulen). Pädagogik wird heute oft durch den Begriff der Erziehungswissenschaften ersetzt. Neben der allgemeinen Pädagogik und der Didaktik (Unterrichtslehre) mit verschiedenen Fachrichtungen und Spezialisierungen ist die Pädagogische Psychologie für den Krankenpflegebereich besonders wichtig. Die Pädagogische Psychologie untersucht und entwickelt Methoden, mit welchen eine Person oder eine Gruppe auf ein oder mehrere Individuen einwirken kann (z.B. Führungsstile, Erziehungsmaßnahmen).

■ *Für den Krankenpflegebereich sind die Erkenntnisse der Pädagogischen Psychologie wichtig.*

2.3. Angrenzende Fächer

2.3.1. Psychiatrie

Die Psychiatrie ist eine Teildisziplin der Medizin und beschäftigt sich mit den psychischen Erkrankungen.

Psychiatrische Erkrankungen (Psychopathologie):

- Organisch begründbare Psychose (z.B. Alkoholdelir, Schwangerschaftspsychose)
- Endogene Psychose (z.B. Zyklothymie, paranoid-halluzinatorische Schizophrenie)
- Erlebnisreaktion (z.B. depressive Reaktion, psychogener Erregungszustand)
- Erlebnisreaktive Entwicklung (z.B. Angstneurosen, Zwangsneurosen).

Darüber hinaus werden psychosomatische Erkrankungen (z.B. Magersucht), Persönlichkeitsstörungen (z.B. übererregbare Persönlichkeit), Süchte und sexuelle Abweichungen zu den psychischen Erkrankungen gezählt.

Die Übergänge zwischen den psychiatrischen Krankheitsbildern und den psychischen Störungen, die in der Klinischen Psychologie oder der Psychosomatik vorkommen, sind fließend.

■ *Psychiatrie ist eine Teildisziplin der Medizin, die sich mit der Heilung von psychischen Krankheiten befasst. Sie verwendet auch Erkenntnisse der Psychodiagnostik und Psychotherapie aus der Klinischen Psychologie.*

Die klassischen Behandlungsmethoden der Psychiatrie waren Somato-Therapien (z.B. medikamentöse Therapien, Schlafentzug, Elektro-Krampfbehandlung, Psychochirurgie). In zunehmendem Maße nimmt die Psychiatrie psychotherapeutische Methoden, wie sie in der Klinischen Psychologie verwendet werden, auf (z.B. therapeutisches Gespräch, Autogenes Training, Hypnose, Psychoanalyse, Gesprächspsychotherapie, verhaltenstherapeutische Techniken).

2.3.2. Psychosomatik

Die Psychosomatik (psychosomatische Medizin) ist auch eine Teildisziplin der Medizin. Sie beschäftigt sich mit Erkrankungen, die aus Wechselwirkungen psychischer und körperlicher Einflüsse entstehen. Sie untersucht also die psychischen Ursachen von körperlichen Symptome und Körperfunktionsstörungen. Psychosomatische Erkrankungen sind für alle medizinischen Bereiche von Interesse, weil sie in allen Körpersystemen auftreten können.

■ *Psychosomatische Störungen sind körperliche Beschwerden, die psychisch mitverursacht sind. Sie können in allen körperlichen Systemen auftreten.*

Typische psychosomatische Krankheitsbilder:

- Infektionskrankheiten (z.B. Herpes simplex)
- Störungen des Verdauungstrakts (z.B. Colitis ulcerosa)
- Herz- und Kreislauferkrankungen (z.B. Herzneurose)
- Hauterkrankungen (z.B. Neurodermitis)
- Rheumatische Erkrankungen (z.B. rheumatoide Arthritis)
- Psychomotorische Störungen (z.B. Torticollis spasticus)
- Nervale Erkrankungen (z.B. Migräne)

Der diagnostische und therapeutische Zugang ist meist mehrgleisig. Es werden physio- und psychotherapeutische Methoden eingesetzt. Dabei bestehen Überschneidungen zur Psychiatrie und zur Klinischen sowie Medizinischen Psychologie. Greifbare morphologische Veränderungen lassen sich häufig nicht nachweisen.

2.3.3. Verhaltensforschung

Die Verhaltensforschung (Ethologie) ist ein Teilgebiet der Biologie und wurde von Konrad Lorenz (1903–1989) begründet. Sie untersucht das objektiv beobachtbare Verhalten von Menschen und Tieren, wenn möglich in deren natürlicher Umwelt. Das methodische Vorgehen ist dabei meistens rein beschreibend (deskriptiv) oder auch vergleichend.

■ *Verhaltensforschung beschäftigt sich mit dem objektiv beobachtbaren Verhalten von Tieren und Menschen.*

In der speziellen Verhaltensforschung werden bestimmte Verhaltensweisen wie z.B. Brutpflege, Nahrungserwerb, soziales Verhalten oder Spielverhalten untersucht. Das Teilgebiet der vergleichenden Verhaltensforschung, das sich explizit mit dem Menschen und seinen angeborenen Verhaltensmustern beschäftigt, nennt man Humanethologie. Inwieweit Erkenntnisse der Verhaltensforschung an Tieren auf den Menschen übertragbar sind, z.B. bei der Aggressionsentstehung, ist umstritten.

■ *Erkenntnisse der Verhaltensforschung bei Tieren lassen sich nicht ohne weiteres auf den Menschen übertragen.*

2.3.4. Parapsychologie

Die Parapsychologie ist die Lehre von den okkulten (geheimen, übersinnlichen) Phänomenen (Psi-Phänomene). Dazu zählen außersinnliche Wahrnehmung und paranormale physische Phänomene.

Beispiele außersinnlicher Wahrnehmungen:

- Telepathie (Übertragung psychischer Vorgänge jeder Art von einem Mensch zum anderen außerhalb bekannter Sinneswege)
- Hellsehen, Hellhören, Hellriechen (außersinnliche Wahrnehmung eines objektiven Sachverhaltes, von dem kein anderer Mensch Kenntnis hat)

Beispiele paranormaler physischer Phänomene:

- Tele- oder Psychokinese (direkter Einfluss eines lebendigen Organismus auf ein physikalisches System ohne Beteiligung einer bekannten physikalischen Kraft)
- Materialisation (Nachbildungen von Körperteilen oder Körpern aus einer gasartigen, feinen Substanz, von Medien während Séancen produziert)
- Levitation (unerklärliches Emporschweben von Menschen, z.B. bei Heiligenlegenden)

■ *Parapsychologische Phänomene sind nicht Gegenstand der "Schul"-Psychologie, obwohl auch sie sich auf Erleben und Verhalten von Menschen beziehen.*

Die Parapsychologie versucht, diese Phänomene methodisch und experimentell zu untersuchen und eine Erklärung dafür zu finden. Viele parapsychologische Probleme berühren auch die Medizin. Die klassischen Themen der Parapsychologie sind u.a. Spiritismus, Spukerscheinungen, Kartenlegen, Hexerei und Magie. In der Bevölkerung ist der Glaube an para-normal begabte Personen (psychische Heiler) und an paranormale Diagnosen und Therapien weit verbreitet.

Zu den paranormalen Diagnosen gehören z.B. Ferndiagnosen oder Diagnosen, die durch "Abtasten" eines Patienten in 10 bis 20 cm Abstand gestellt werden. Paranormale Therapien sind z.B. Therapien durch bereits verstorbene Ärzte, Handauflegen oder "geistige Heilungen". Der Übergang von parapsychologischen zu religiösen Praktiken (z.B. Exorzismus) und zu psychopathologischen Krankheitsbildern (z.B. im Bereich der Psychosen) ist fließend. Paranormale Phänomene sind mit anerkannten naturwissenschaftlichen Methoden nicht beweis- und erklärbar. Im Gegenteil, in vielen Fällen (z.B. bei Spukerscheinungen) haben sich diese Phänomene nach vorgenommenen Untersuchungen als Täuschungen und "Zaubereien" erwiesen. Im Dienste der Psychohygiene ist weiterhin Aufklärung der Bevölkerung unbedingt nötig.

■ *Parapsychologische Phänomene können nicht mit naturwissenschaftlichen Methoden erklärt werden.*

3 Methoden der Sozialwissenschaften

3.1. Menschenkenntnis und empirische Sozialwissenschaft

Menschenkenntnis ist eine vorwissenschaftliche Form der Psychodiagnostik. Diagnostik allgemein ist die vergleichende Beurteilung von Merkmalen oder Merkmalskombinationen und der Beschreibung der daraus resultierenden Funktionstüchtigkeit des Merkmalsträgers (Beispiel: Herrn Meiers Blutdruck ist zu hoch, um schwere körperliche Arbeit leisten zu können).

Im Falle der Psychodiagnostik beziehen sich diese Merkmale auf den Gegenstand der Psychologie, also auf Erleben und Verhalten von Menschen.

Da keine Erkenntnisse über die Welt und speziell den Menschen ohne die Benutzung einer Methode (Werkzeug) denkbar sind, bleibt im Falle der Menschenkenntnis im Grunde nur der Einzelne (Beobachter) mit seiner eigenen (subjektiven) Sicht als Methode. Diese "Methode" (Menschenkenntnis des Einzelnen) wird im Laufe der persönlichen Entwicklung (Sozialisation) erworben (gelernt), je nach persönlichen Erfahrungen, z.B. in Kindheit und Jugend. Wie stabil solche "Erkenntnisse" sein können, zeigen z.B. Vorurteile. Alle Informationen, die mit der "Methode" der Menschenkenntnis erfasst werden, sind somit gefiltert und letztlich subjektiv.

Die Sozialwissenschaften verstehen sich im Wesentlichen als empirische (auf Erfahrung beruhende) Wissenschaften, deren Ergebnisse eben nicht subjektiv sein dürfen. Um diesen Anforderungen zu genügen, werden Methoden entwickelt und verwendet, die bestimmte Gütekriterien aufweisen müssen. Die Ergebnisse empirischer Wissenschaften sind immer von den verwendeten Methoden abhängig.

Methoden der Sozialwissenschaften:

- Verhaltensbeobachtung
- Exploration (Befragung)
- Psychologische Tests
- Experiment

Gütekriterien, die sozialwissenschaftliche Methoden erfüllen müssen:

- Objektivität
- Zuverlässigkeit (Reliabilität)
- Gültigkeit (Validität)

Objektivität: Bei Einschränkung der Hörfähigkeit eines Befragers könnte ein anderer, "gesunder" Untersucher zu anderen Erkenntnissen kommen.

Objektivität

Als objektiv gilt ein Verfahren, das ein Merkmal unabhängig von der Person des Auswerters (Beobachters) feststellt. Die Objektivität eines Verfahrens ist vollkommen, wenn ein anderer Diagnostiker zum gleichen Ergebnis kommt. So ist z.B. die mündliche Befragung (Exploration) ein weniger objektives Verfahren als die Fragebogenmethode mit vorgegebenen Antwortmöglichkeiten.

Reliabilität: Befragt man Patienten, die zum Befragungszeitpunkt starke Angst/Schmerzen haben, so können die dabei erhaltenen Informationen zum gleichen Thema in einer anderen Situation ohne Angst ganz anders ausfallen. Das Problem läßt sich im umgekehrten Fall auch auf den Befrager anwenden.

Zuverlässigkeit (Reliabilität)

Zuverlässig ist ein diagnostisches Verfahren, wenn es das zu ermittelnde Persönlichkeitsmerkmal exakt erfasst, wenn es also nicht von temporären Begleitumständen beeinflusst wird. Von einer zuverlässigen Methode erwartet man, dass sie unabhägig vom Zeitpunkt immer ähnliche, günstigenfalls identische Resultate liefert.

Validität: Berichtet ein Patient, dass er Angst habe, so ist ohne zusätzliche Informationen keine Aussage über Form und Qualität der Angst gemacht (z.B. Spritzenangst, Todesangst, Angst vor Schmerzen).

Gültigkeit (Validität)

Die Validität (Gültigkeit) eines Verfahrens ergibt sich daraus, ob es wirklich das misst, was es messen soll. Von einer validen Methode erwartet man, dass die Ergebnisse sinnvoll begründbar sind.

Diese Gütekriterien müssen auf alle Methoden angelegt werden. Bei sozialwissenschaftlichen Forschungen und bei guten psychologischen Tests ist die Forderung nach Beachtung der Gütekriterien weitgehend erfüllt. Bei der Exploration (also z.B. im Gespräch mit einer Person) und bei der Verhaltensbeobachtung sollten die Gütekriterien zwar ebenfalls beachtet werden, sie sind aber nur schwer zu kontrollieren. Das liegt daran, dass diese Methoden (z.B. Gespräch) oft in Alltagssituationen (also in nicht-standardisierten Situationen) eingesetzt werden.

Als Sonderfall der Exploration lässt sich am Beispiel der Anamnese zeigen, dass das Anlegen von Gütekriterien sinnvoll ist. Die "Informationsgewinnung" von biographischen Daten eines Patienten (Anamnese) sollte von anderen Fragenden zu anderen Zeitpunkten die gleichen Ergebnisse bringen. Auch in Alltagssituationen (z.B. Patientenbeobachtung) ist die Beachtung von Gütekriterien hilfreich und erhöht die eigene Sicherheit im Umgang mit Patienten.

3.2. Verhaltensbeobachtung

Unter Verhaltensbeobachtung versteht man das aufmerksame, planmäßige und systematische Wahrnehmen von Verhalten in bestimmten Situationen. Die Verhaltensbeobachtung gehört zu den wichtigsten methodischen Zugängen der Psychologie. Grundsätzlich ist nicht nur die sichtbare (visuelle) Welt der Verhaltensbeobachtung zugänglich, sondern die gesamte, mit unseren Sinnen erfaßbare Welt. Die entsprechenden Organe sind Auge, Ohr und Haut (Tastsinn, Schmerzsinn) und die entsprechenden Geschmacks- und Geruchsorgane. Am wichtigsten ist jedoch die visuelle Wahrnehmung. Häufig werden neben der schriftlichen Aufzeichnung durch den Beobachter geeignete technische Hilfsmittel (z.B. Kamera) verwendet. Je nach Beobachter unterscheidet man zwischen Selbst- und Fremdbeobachtung.

Selbstbeobachtung (Introspektion)

Selbstbeobachtung ist der direkte Zugang zum eigenen Erleben. Sie ist die Voraussetzung für jede Form von Mitteilung (Gespräch, Fragebogen), die die eigene Person oder eigenes Erleben (z.B. Gefühle, Meinungen) zum Gegenstand hat.

Fremdbeobachtung

Unter Fremdbeobachtung versteht man das planmäßige und systematische Wahrnehmen von anderen Personen.

Gegenstände der Fremdbeobachtung:

- Äußere Erscheinung (z.B. Kleidung, allgemeine Körpermerkmale)
- Motorisches Verhalten (z.B. Mimik, Gestik, Tics)
- Sprachliche Auffälligkeiten (z.B. Stottern, Stammeln, Lispeln)
- Sozialverhalten (z.B. Kontaktaufnahme, Kontaktmittel, Berührungen).

3.2.1. Methoden der Verhaltensbeobachtung

Drei Formen der Verhaltensbeobachtung:

- Gelegenheitsbeobachtung
- Systematische Beobachtung
- Beobachtung in standardisierten Situationen

Gelegenheitsbeobachtung

Bei der Gelegenheitsbeobachtung sind Dauer und Zugänglichkeit der Ereignisse zufällig begrenzt und der Verlauf oft unvorhersehbar. Der Beobachter kann sich nicht auf alle Eventualitäten einstellen. Die Gelegenheitsbeobachtung dient in der Regel der Vororientierung, meist folgt darauf die systematische Beobachtung.

Systematische Beobachtung

Bei der Systematischen Beobachtung wird genau festgelegt, was beobachtet werden soll (z.B. Verhaltenskategorien wie Leistungsverhalten). Dabei kann auch ein und dieselbe Person von verschiedenen Beobachtern in bestimmten Zeiteinheiten beobachtet werden. Hierbei ergeben sich bessere methodische Vergleichbarkeiten als bei der Gelegenheitsbeobachtung.

■ *Verhaltensbeobachtung ist planmäßiges und systematisches Wahrnehmen von bestimmtem Verhalten in bestimmten Situationen.*

Beobachtung in standardisierten Situationen

Der Situationsverlauf bei der Gelegenheits- und systematischen Beobachtung wird von den Handelnden, bzw. Beobachteten, gesteuert. Die Beobachtung in standardisierten Situationen dagegen erfordert die Vorbereitung durch die Beobachter. Die Beobachteten finden bestimmte Aufgabenstellungen und/oder die Begrenzung auf eine bestimmte Personenzahl vor. Häufig werden Situationen hergestellt, in denen nur zwei Personen interagieren (Rollenspiel). Die Vergleichbarkeit der Beobachtungen ist hierbei gegenüber den anderen Beobachtungsformen verbessert. Von Nachteil ist, dass die Beobachter nicht mehr frei in der Auswahl der zu beobachtenden Verhaltensweisen sein können.

3.2.2. Beobachtungs- und Beurteilungsfehler

Jede Beobachtung ist abhängig vom Beobachter und seinem momentanen psychischen und auch physischen Zustand. Die Funktion des Sinnesapparats (z.B. Farbenblindheit, Schwerhörigkeit), die Aufmerksamkeit, aber auch bestimmte Einstellungen und emotionale Zustände wie starke Angst können das Beobachtungsergebnis beeinflussen. Wahrnehmungsfehler (z.B. selektive Wahrnehmung) sind nicht auszuschließen.

Beobachtungsfehler sind:

- Rosenthal-Effekt
- Halo-Effekt (halo, griech. = Hof)
- Milde-Effekt
- Effekt der zentralen Tendenz.

■ *Jeder Mensch unterliegt ständig Beobachtungs- und somit Beurteilungsfehlern.*

Im Zusammenhang mit der Verschreibung von Tabletten ist die Erwartungshaltung von großer Bedeutung für die später beobachtete Wirkung des Medikaments (Rosenthal-Effekt).

Rosenthal-Effekt

Der englische Psychologe Rosenthal entdeckte, dass Erwartungen und Einstellungen die Ergebnisse der Beobachtung sehr stark beeinflussen können (Erwartungseffekt, sich-selbst-erfüllende-Prophezeiung).

Von Halo-Effekt spricht man, wenn der erste Eindruck von einer Person deren Gesamtbeurteilung entscheidend beeinflusst.

Halo-Effekt

Von Halo-Effekt spricht man, wenn eine für den Beobachter hervorstechende Eigenschaft den Gesamteindruck nachhaltig prägt. Die markante Eigenschaft oder spezifische Situation strahlt auf die Wahrnehmung aller weiteren Merkmale ab.

Milde-Effekt

Der Milde-Effekt bei der Beobachtung entsteht, wenn die Beobachteten sehr sympathisch sind. Die Folge ist, dass zu positive Urteile abgegeben werden.

Der Effekt der zentralen Tendenz entsteht, wenn Leute nicht gut bekannt sind, oder wenn man Angst hat, Leute falsch zu beurteilen.

Effekt der zentralen Tendenz

Besteht bei mehreren zur Auswahl stehenden Beobachtungs- oder Beurteilungsmöglichkeiten die Neigung, die mittleren Kategorien zu benutzen, so spricht man vom Effekt der zentralen Tendenz.

■ *Beobachtungsfehler sind grundsätzlich nicht zu vermeiden. Man muss eigene Beobachtungsfehler kennen, um ihren Einfluss gering zu halten.*

3.3. Exploration

Die Exploration ist ein Informationsgespräch mit gezielter Befragung. Exploration ist der Sammelbegriff für Methoden, die mit sprachlichen und schriftlichen Mitteln versuchen, Einblicke in die Erlebniswelt bzw. die subjektive Wirklichkeit eines Menschen zu bekommen. Die Exploration ist Hauptbestandteil jeder psychodiagnostischen Tätigkeit.

Formen der Exploration:

- Anamneseerhebung
- Interview
- Fragebogen

Diese drei Formen sind nicht mit dem ärztlichen Gespräch identisch, bei dem der psychotherapeutische Charakter vorherrscht. Sie sind jedoch in verschiedenen Anteilen jeweils Teil des ärztlichen Gesprächs.

■ *Mit Exploration bezeichnet man alle Verfahren zur Datengewinnung, bei der die Sprache im Mittelpunkt steht.*

3.3.1. Anamnese

Die Anamnese dient der Erfassung der Vorgeschichte einer Krankheit bzw. der Beschwerden eines Patienten. Die Formen der Anamnese sind vielfältig. Sie reichen vom freien Gespräch bis zur genau festgelegten Befragung.

Gegenstände der Anamnese:

- Lebensgeschichte (biographische Anamnese, z.B. familiärer Hintergrund)
- Symptomen, Beschwerden, deren Entstehung und begleitende Umstände

3.3.2. Interview

Mit dem Interview sollen psychologische Fakten und Daten erfasst werden. Psychologische Daten sind Gefühle, Einstellungen, Interessen, Meinungen oder auch bestimmte Aspekte der Persönlichkeit eines Menschen. Je nachdem, welche Partei (Untersucher oder Befragter) oder welche Intention die Befragung dominieren, lassen sich drei verschieden Interviewstile unterscheiden.

Interviewstile:

- Direkter Interviewstil
- Nicht-direktiver Interviewstil
- Stressinterview

Der direkte Interviewstil ist dadurch gekennzeichnet, dass die Gesprächsführung deutlich vom Interviewer ausgeht. Beim nicht-direktiven (patientenzentrierten) Interviewstil dagegen ist der Untersucher bewusst zurückhaltend. Der Befragte kann weitgehend die Inhalte und Themen des Gespräches wählen und gestalten. Dieser Interviewstil ist Hauptbestandteil der nicht-direktiven oder patientenzentrierten Gesprächspsychotherapie. Im Stressinterview ("Verhörsituation") werden tabuisierte oder belastende Themen angesprochen. Dieser Interviewstil hat im klinischen Zusammenhang praktisch keine Bedeutung.

Alle psychodiagnostischen Verfahren, besonders aber die Verhaltensbeobachtung und das Interview, darf der Untersucher erst nach einer intensiven Schulung und Ausbildung anwenden. Erst damit ist gewährleistet, dass aus den erhaltenen Daten eine Diagnose werden kann.

■ *Explorieren muss gelernt und geübt werden.*

3.3.3. Fragebogen

Mit dem Begriff Fragebogen werden eine Reihe von Instrumenten und Techniken bezeichnet, die eine Anamnese oder ein Interview ohne Befrager ermöglichen. Sie wurden erarbeitet, um Anamnese und Interview rationeller zu gestalten. Die meisten Fragebogen werden ausschließlich schriftlich beantwortet. Sie haben sich in der Anamneseerhebung und für bestimmte Interviewzwecke bis jetzt gut bewährt (besonders in Bereichen wie der Markt- und Meinungsforschung). Ein Sonderfall sind die so genannten Persönlichkeitsfragebögen. Diese werden nach ganz eigenen Prinzipien konstruiert und sind nur für die Erfassung von wissenschaftlich definierten Persönlichkeitsmerkmalen gedacht.

3.4. Psychologische Tests

Der psychologische Test ist eines der wichtigsten psychodiagnostischen Verfahren. Er ist ein wissenschaftliches Verfahren zur Untersuchung von psychologischen Merkmalen.

Typische psychologische Merkmale der Person:

- Eigenschaften (z.B. Risikobereitschaft, Aggressivität)
- Fertigkeiten (z.B. motorische Geschicklichkeit)
- Fähigkeiten (z.B. Intelligenz, Gedächtnis)

Psychologische Tests haben das Ziel, eine zahlenmäßige Aussage über den relativen Grad einer Merkmalsausprägung zu ermöglichen. Ein solches Testergebnis ist eine diagnostische Aussage. Es dient also einer vergleichenden Beurteilung der Funktionstüchtigkeit bezüglich bestimmter Merkmale. Außerdem erlaubt es in der Regel damit eine Vorhersage auf zukünftige Verhaltens- oder Erlebensweisen.

■ *Psychologische Tests erlauben vergleichende Beurteilungen der Funktion psychischer Merkmale und/oder der generellen Funktionstüchtigkeit der Merkmalsträger.*

Psychologische Tests unterscheiden sich von "Persönlichkeitstests" in Zeitschriften dadurch, dass sie nach wissenschaftlichen Kriterien konstruiert werden und die ein hohes Maß an Gültigkeit und Zuverlässigkeit gewähren. Diese Testgütekriterien müssen in einer bestimmten Qualität erfüllt sein, damit ein Test als psychologischer Test gelten und zur Benutzung durch Psychologen freigegeben werden kann. Psychologische Tests sind normalerweise ohne besondere Berechtigung nicht für Jedermann zugänglich.

■ *Psychologische Tests müssen in hohem Maße die Gütekriterien Gültigkeit und Zuverlässigkeit erfüllen.*

Im Laufe des 20. Jahrhunderts wurden Tausende von psychologischen Tests konstruiert. Eine allgemein gültige Einteilung gibt es bis jetzt nicht.

Übliche Einteilung von psychologischen Tests:

- Leistungstests
- Intelligenztests
- Persönlichkeitstests

3.4.1. Leistungstests

Leistungstests sind Tests zur Prüfung der Leistungsfähigkeit in meist fest umschriebenen Fähigkeits- und Fertigkeitsbereichen. Man unterscheidet motorische (z.B. Fingerfertigkeit), sensorische (z.B. Sehprüfung) und psychische Leistungen (z.B. Konzentrationsleistung).

3.4.2. Intelligenztests

Intelligenztests sind psychologische Tests, die entweder die allgemeine intellektuelle Leistungsfähigkeit (Intelligenz) oder eine Auswahl von Intelligenzfaktoren messen. Die Grenzen zwischen Intelligenz- und Leistungstests sind häufig fließend.

Intelligenzfaktoren:

- Sprachverständnis
- Wortflüssigkeit
- Raumvorstellung
- Logisches Denken
- Mechanisch-technisches Verständnis

Der relative Ausprägungsgrad der Intelligenzfaktoren wird häufig durch Normwerte (standardisierte Werte) beschrieben, um z.B. Alterseinflüsse zu korrigieren. Einer der bekanntesten und am häufigsten verwendeten Normwerte in diesem Zusammenhang ist der Intelligenz-Quotient (IQ), der sich zwischen 55 und 145 IQ-Punkten bewegt. Er ist ein allgemeines Maß für die intellektuelle Leistungsfähigkeit. Bei einem Wert zwischen 90 und 110 Punkten spricht man von durchschnittlicher intellektueller Leistungsfähigkeit. Der Ausprägungsgrad der Intelligenzfaktoren wird meistens durch andere Normwerte beschrieben.

■ *IQ-Werte zwischen 90 und 110 bedeuten in der Regel, dass die Intelligenz durchschnittlich ausgeprägt ist.*

3.4.3. Persönlichkeitstests

Persönlichkeitstests ermitteln die Ausprägung bestimmter Persönlichkeitsmerkmale. Je nach Persönlichkeitstheorie, die den Testverfahren zugrunde liegt, kann man eine Vielzahl von Persönlichkeitsmerkmalen unterscheiden.

Typische Persönlichkeitsmerkmale:

- Emotionale Labilität
- Extraversion
- Gehemmtheit
- Aggressivität

Es gibt neben Persönlichkeitsfragebögen auch Verfahren, bei denen z.B. Deutungen von Bildern oder Figuren verlangt werden. Nachteil der meisten Persönlichkeitsfragebögen ist ihre Fehleranfälligkeit. Da der Befragte meist in der Frage das Ziel des Fragebogens erkennen kann, ist die Wahrscheinlichkeit relativ hoch, dass z.B. sozial erwünschte Antworten gegeben werden. Das gilt übrigens nicht nur für Persönlichkeitsfragebögen, sondern beispielsweise auch für Anamneseerhebungen und Interviews.

■ *Werden mündliche oder schriftliche Antworten gefordert, deren Ziel erkennbar ist, muss mit Verfälschungen (z.B. Beantwortung nach sozialer Erwünschtheit) gerechnet werden.*

3.5. Das Experiment

Das Experiment ist eine geplante Form der Beobachtung. Es erlaubt, das Geschehen gezielt zu verändern und/oder bestimmte Bedingungen gleich zu halten (zu kontrollieren). Dabei kann geprüft werden, welche Folgen das Verändern oder Konstanthalten auf das Geschehen (Erleben und Verhalten) haben.

■ *Eine experimentelle Untersuchung ist die Prüfung der Reaktionszeit in Abhängigkeit von verschieden hohem Blutalkoholspiegel.*

Das Experiment ist besonders in der Allgemeinen Psychologie eine sehr wichtige Methode und aus der Forschung nicht wegzudenken. Die bis jetzt erforschten Erkenntnisse im Bereich des Lernens, des Gedächtnisses, der Konzentrationsfähigkeit und der Motivation sind nur durch die Anwendung der experimentellen Methode möglich geworden. Für viele Fragestellungen allerdings verbietet sich aus moralischen Gründen der Einsatz des Experiments.

■ *Man darf nicht experimentell prüfen, ob die körperliche Bestrafung bei Kindern schädlich ist.*

Der Einsatz des Experiments wird der realen Situation des Menschen nur in den wenigsten Fällen gerecht. Um mit dem Forschungsergebnis der Wirklichkeit möglichst nahe zu kommen, ist die Verhaltensbeobachtung notwendig.

■ *Mit dem Experiment lassen sich Alltagssituationen häufig nicht hinreichend nachahmen.*

Einführung in die Psychologie

4 Allgemeine Psychologie

4.1. Wahrnehmung

Die Wahrnehmung ist für den Menschen das "Fenster" zur Außenwelt und erlaubt ihm, sich in seiner Umwelt zurechtzufinden. Dabei wandeln die Sinnesorgane physikalisch-chemische Energien in elektrische Impulse um, die im Hirn als Wahrnehmungen registriert werden. Neben Hören, Schmecken, Riechen und Tasten ist das Sehen (visuelle Wahrnehmung) die wichtigste Wahrnehmungsmöglichkeit. Wahrnehmungsvorgänge sind für alle psychischen Phänomene und Prozesse sowie für die Kommunikation mit anderen Menschen von zentraler Bedeutung. Die physiologischen Wahrnehmungsprozesse lassen sich objektiv als elektromagnetischen Wellen erfassen und untersuchen. Warum jedoch subjektiv nicht diese Vorgänge, sondern nur die Ergebnisse (z.B. Bilder) wahrgenommen werden, lässt sich nur wahrnehmungspsychologisch erklären.

■ ***Wahrnehmung ist ein psychophysiologischer Prozess. Sie entsteht nicht in den Sinnesorganen, sondern im Hirn.***

Wahrnehmungsprozesse sind allgemein sehr störanfällig, woraus Wahrnehmungstäuschungen resultieren. Dazu zählt man optische Täuschungen, Halluzinationen und Illusionen (bei Hypnose, Rauschzuständen oder Geisteskrankheiten).

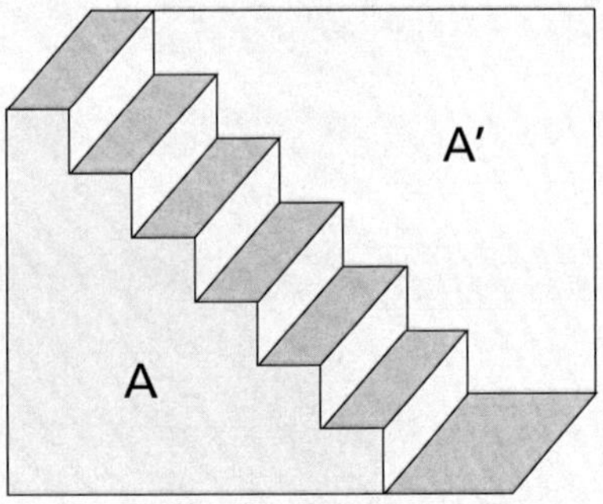

Schrödersche Treppe

Abb.: 1
Optische Täuschung

Die Schrödersche Treppe ist ein Beispiel für eine geometrisch-optische Täuschung. Dieses Phänomen wird optische Inversion genannt (abwechselndes Umspringen der Wahrnehmung). Je nach Sicht (Einstellung) sieht man eine Treppe oder eine überhängende Mauer, bzw. wechselweise erscheint A vor oder hinter A'.

Bedingungen der Wahrnehmung:

- Individuellen Bedingungen (z.B. die Intaktheit des Wahrnehmungsapparates, momentane Bedürfnisse und Motive, Aufmerksamkeit und Persönlichkeitsstruktur)
- Sozialen Bedingungen (z.B. soziale Herkunft, Status oder soziale Rolle)
- Für die zwischenmenschliche Kommunikation sind zwei Wahrnehmungsformen besonders wichtig.
- Formen von Wahrnehmung:
- Soziale Wahrnehmung
- Personenwahrnehmung

4.1.1. Soziale Wahrnehmung

Wahrnehmungsverzerrung: Münzstücke von relativ hohem Wert (z.B. 2 EUR) werden von Unterschichtskindern in ihrer Größe meist überschätzt.

Die soziale Wahrnehmung ist ein Teilgebiet der Sozialpsychologie und beschreibt Wahrnehmungsvorgänge in Abhängigkeit von sozialer Herkunft (Bildung, Sozialstatus und sozialen Rollen). Je nach Situation können durch diese sozialen Faktoren Wahrnehmungsverzerrungen auftreten. Wahrnehmungsverzerrungen können auch unter starkem Konformitätsdruck in einer Gruppe zustande kommen. Hiermit wird auch ein grundlegendes Problem des Sozialverhaltens allgemein berührt: die Entstehung und Stabilität von Stereotypen und Vorurteilen.

4.1.2. Personenwahrnehmung

Die (interpersonelle Wahrnehmung) stellt einen Spezialfall der Sozialwahrnehmung dar.

Aspekte der Personenwahrnehmung:

- Der "erste Eindruck"
- Genauigkeit der Personenwahrnehmung

Der "erste Eindruck" ist ein schematisches Einordnen von Personen beim ersten Kennenlernen (Stereotypbildung). Der Vorgang des "ersten Eindrucks" ist grundsätzlich nicht zu vermeiden, da nur geringe Informationen (z.B. Äußeres, Sprache, Verhalten, Situation) zur Urteilsbildung genutzt werden können. Diese Informationen werden mit früher gemachten Erfahrungen in Einklang gebracht.

■ *Der "erste Eindruck" ist eine Stereotypbildung und eine Vorform des Vorurteils.*

Die Genauigkeit der Personenwahrnehmung ist abhängig von der Fähigkeit des Wahrnehmenden und dem Einfluss des Wahrgenommenen selbst. Häufig ist die Personenwahrnehmung von dem Problem der Projektion geprägt. D.h. an anderen nimmt man unbewusst solche Züge wahr, die man an sich selbst nicht leiden kann. Entsprechend ist auch die Wahrnehmung oder Vermutung, wie man von anderen wahrgenommen wird, ein wesentlicher Bestandteil des Interaktionsprozesses in der Personenwahrnehmung (vgl. Ich-Bildung in der kindlichen Entwicklung).

■ *Der erste Eindruck ist stark geprägt von dem Wahrnehmenden selbst. Er ist zeitlich sehr stabil, besonders wenn er ungünstig ist. Er beeinflusst wesentlich die weitere Kommunikation.*

4.2. Bewusstseinsprozesse

In der Psychologie wird Bewusstsein auf bewusste (im Gegensatz zu unbewussten) Verhaltenssteuerungen bezogen. Das Bewusstsein dient der Orientierung in der Wirklichkeit und der Anpassung an die Umwelt. Die Aufmerksamkeits- und Gedächtnisforschung untersucht den Grad der Bewusstseinsbeteiligung.

Arten von Bewusstseinsprozessen:

- Konzentration
- Veränderte Bewusstseinszustände

4.2.1. Konzentration

Unter Konzentration versteht man die wechselnde Fähigkeit des Menschen zur bewussten Steigerung der Aufmerksamkeit und ihre Bindung an ein vorgegebenes Ziel (Handlungsziel). Verschiedene Bedingungen können die Konzentrationsfähigkeit einschränken.

Arten von Konzentrationsstörungen:

- Konzentrationsschwäche
- Konzentrationsmangel

Konzentrationsschwäche wird durch erworbene (Krankheit) oder anlagebedingte (Vererbung) Schäden des Zentralnervensystems verursacht. Konzentrationsmangel (z.B. bei Schulversagen) ist ein durch psychische oder umweltbedingte Einflüsse verursachtes Syndrom mit schneller Ermüdbarkeit, erhöhter Störanfälligkeit, Vergesslichkeit und Verspieltheit.

4.2.2. Veränderte Bewusstseinszustände

Veränderte Bewusstseinszustände sind:

- Schlaf und Traum
- Autosuggestion und Hypnose (hypnotische Trance)

Schlaf und Traum

Schlaf ist ein Zustand eingeschränkter Bewusstseinstätigkeit mit verlangsamter Herz- und Atemfrequenz. Man unterscheidet verschiedene Schlafphasen, in denen sich der Grad des Bewusstseins (gemessen im EEG) rhythmisch verändert. Einige dieser Phasen sind von Traumphasen, so genannten REM-Phasen, unterbrochen. Diese sind besonders durch schnelle Augenbewegungen (**R**apid **E**ye **M**ovements) gekennzeichnet. Der Mensch träumt etwa 20% der Schlafzeit, erinnert sich jedoch nur an einen Bruchteil davon, meistens an Träume vor dem Aufwachen.

■ *Schlaf ist ein rhythmischer Wechsel verschiedener Bewußtseinszustände, von denen einige durch Traumphasen (REM-Phasen) unterbrochen sind.*

Der Schlaf-Wach-Rhythmus (als Biorhythmus) wird von der so genannten physiologischen "Uhr" gesteuert und ist im Allgemeinen mit dem Tag-Nacht-Rhythmus synchronisiert. Wie bei allen gestörten Biorhythmen können Schlafstörungen Ausdruck körperlicher und psychischer Erkrankungen sein.

Autosuggestion und Hypnose (hypnotische Trance)

Autosuggestion (Selbsteinredung) ist eine Form der Selbstbeeinflussung von Gedanken und Vorstellungen. Sie wird bei Yoga, Meditation und Autogenem Training eingesetzt, um Entspannung und einen veränderten Bewusstseinszustand zu erreichen.

Hypnose oder hypnotische Trance ist eine durch Auto- und Fremdsuggestion bewirkte Bewusstseinsveränderung. Die hypnotische Trance ist in unterschiedlichen Ausprägungs- und Tiefenstufen möglich, die von leichter körperlicher Entspannung bis zur tiefen Hypnose reichen. Bei tiefer Hypnose (Somnambulismus) können körperliche und psychische Veränderungen wie Muskelstarre, ungesteuerte Motorik (Automatismen), Erinnerungslosigkeit (Amnesien), Aufhebung der Schmerzreaktion und andere auftreten. Die genaue Natur dieser Form der Bewusstseinsveränderung ist bis heute nicht ganz geklärt. Die Hypnose bzw. hypnotische Trance zeigt Übergänge zur durch religiöse Praktiken ausgelösten Ekstase.

Therapeutisch interessant sind die vielfältigen Anwendungsmöglichkeiten in Psychotherapie und Medizin, sowohl im symptom- als auch im patientenzentrierten Einsatz (Hypnotherapie).

■ *Niemand kann gegen seinen Willen hypnotisiert werden.*

4.3. Denken

Mit Denken bezeichnet man psychische Vorgänge der Informationsbearbeitung beim Menschen. Der Denkende kombiniert Wahrnehmung, Gedächtnis und Vorstellungen so miteinander, dass er allgemeine Gesetzmäßigkeiten in seiner Umwelt erkennt. Dieses Erkennen von Gesetzmäßigkeiten ist die Voraussetzung zur Lösung von Problemen und Anpassung an die Umwelt.

Denkformen:

- Bildhaft-anschauliches Denken
- Abstraktes Denken

Das bildhaft-anschauliche Denken orientiert sich an Vorstellungen von konkreten Objekten oder Sachverhalten (z.B. Bilder oder Geräusche) als Denkhilfen. Der Denkerfolg ist dabei verhältnismäßig gering.

Problem: Ein Kunde kauft in einer Buchhandlung ein Buch im Wert von 20 EUR. Er gibt dem Buchhändler einen 100-EUR-Schein. Da der Buchhändler den Schein nicht wechseln kann, tauscht er ihn bei einem Nachbarn gegen kleinere Scheine. Er gibt dem Kunden das Buch und 80 EUR. Nachdem der Kunde den Laden verlassen hat, erscheint der Nachbar des Buchhändlers mit dem 100-EUR-Schein und weist darauf hin, dass der Schein gefälscht sei. Da der Nachbar sein Geld wieder haben will, gibt der Buchhändler ihm 100 EUR zurück.
Frage: Wieviel EUR hat der Buchhändler jetzt insgesamt verloren ?

Das abstrakte Denken verarbeitet neben direkten Sinneswahrnehmungen auch Symbole. Das Denken wird ökonomischer und effektiver gestaltet (z.B. beim Problemlösen). Obwohl Sprache und Denken in einem sehr engen Zusammenhang stehen (Denken ist "inneres Sprechen"), ist abstraktes Denken nicht zwangsläufig an die Sprache gebunden. Die Logik (Wissenschaft vom Denken) untersucht, welche Gesetzmäßigkeiten beim abstrakten Denken vorherrschen. Ein wichtiges Verfahren beim Problemlösen ist die Methode des Umstrukturierens (Umdenken, Umzentrieren, Schwerpunktverlagerung). Mit ihr sind räumliche, visuelle und logische, aber auch soziale Probleme leichter lösbar (s. auch Psychotherapie). Dabei wird ein Gefüge oder eine Struktur vollkommen neu gesehen, also umstrukturiert (s. optische Täuschungen, Schrödersche Treppe). Am nebenstehenden Beispiel lässt sich die Methode des Umstrukturierens in spielerischer Form gut entdecken. Die richtige Lösung und die zwei möglichen Lösungsstrategien finden sich an irgendeiner Stelle im Buch.

■ *Abstraktes Denken ist weitaus effektiver als bildhaft-anschauliches Denken.*

Denken steht in enger Beziehung zu Begriffen wie:

- Intelligenz
- Kreativität

4.3.1. Intelligenz

Intelligenz ist die generelle Fähigkeit, durch Denken neue Aufgaben zu lösen (Problemlösen). Bis heute gibt es keine allgemein akzeptierte Definition für die Intelligenz. Das liegt daran, dass die folgenden Probleme noch nicht ganz gelöst sind.

Probleme bei der Definition von Intelligenz:

- Anlage-Umwelt-Problem
- Intelligenz-Struktur-Problem
- Problem der Messung der Intelligenz

Anlage-Umwelt

Intelligenz wird als Produkt der Wechselwirkung von Erbanlagen und Umwelteinflüssen (Erziehung) betrachtet. Wie die Anteile verteilt sind, ist bisher nicht eindeutig geklärt. Grundsätzlich kann man davon ausgehen, dass alle Verhaltensweisen eine ererbte Basis haben. Beim Menschen sind zudem praktisch alle Verhaltensweisen durch Lernprozesse veränderbar.

■ *Vorstellungen, dass Intelligenz jeweils mehr von Anlage oder mehr von Erziehung abhängt, sind überholt.*

Intelligenz-Struktur

Gegenwärtig geht man davon aus, dass Intelligenz sich aus einer Reihe von Einzelfähigkeiten (Intelligenzfaktoren) zusammensetzt. Diese Vorstellung wird als multiples Faktorenmodell bezeichnet. Das geläufigste Modell unterscheidet dabei sieben Intelligenzfaktoren.

Intelligenzfaktoren:

- Sprachverständnis
- Wortflüssigkeit
- Rechengewandtheit
- Raumvorstellungen
- Auffassungsgeschwindigkeit
- Assoziatives Gedächtnis
- Schlussfolgerndes/logisches Denken

■ *Es gibt nicht "die Intelligenz", sondern nur mehr oder minder unabhängige Intelligenzfaktoren.*

Messung der Intelligenz

Mit bestimmten Verfahren (u.a. auch mit psychologischen Tests) können der allgemeine Intelligenzgrad (Intelligenzquotient) und die individuellen Ausprägungen der einzelnen Intelligenzfaktoren bestimmt werden. Die Kenntnis des individuellen Intelligenzgrades bzw. der Intelligenzfaktoren ist in vielen Bereichen des Lebens wichtig. Sie erlauben z.B. eine Aussage bei der Entwicklungsdiagnostik in der Schule, bei bestimmten Berufsanforderungen oder auch über Abbauprozessen im Alter.

Künstliche Intelligenz ist ein Teilgebiet der Informatik. Sie befasst sich mit der Entwicklung von Computersystemen, die bestimmte menschliche Intelligenzfaktoren in sich vereinen. Mit den Methoden der künstlichen Intelligenz können Expertensysteme entwickelt werden, die das Fachwissen von menschlichen Experten speichern und Hilfestellung bei der Lösung komplexer Problemstellungen geben können.

Neben den Expertensystemen gibt es noch andere Teilgebiete der Künstlichen Intelligenz, etwa Systeme zum Verstehen, Produzieren und Übersetzen von Texten oder von Sprache. Andere Beispiele sind Mustererkennung, Erkennen von Bildern sowie die Steuerung autonomer Roboter.

■ *Künstliche Intelligenz ist ein Begriff aus der Informatik.*

4.3.2. Kreativität

Eng verwandt aber relativ unabhängig mit dem Begriff der Intelligenz ist der Begriff der Kreativität (schöpferisches Denken). Kreativität ist die Fähigkeit, für Probleme neue (originelle) Lösungen zu finden. Zur Erfassung des schöpferischen Denkens wurden so genannte Kreativitätstests entwickelt, deren Güte (vgl. Gütekriterien) im Vergleich zu Intelligenztests jedoch noch unzureichend ist.

4.4. Lernen

Im Alltag spricht man von Lernen, wenn sich ein Mensch absichtlich und unter mehr oder weniger großer Anstrengung bestimmte Fähigkeiten, Fertigkeiten oder Kenntnisse aneignet. Diese Aneignung ist meistens auch mit einer Leistungssteigerung verbunden.

Wissenschaftlich definiert ist Lernen jede relativ andauernde Verhaltensänderung, die durch Übung oder Beobachtung entstanden ist. Verhaltensänderungen, die durch Reifung, Prägung oder auch durch Medikamente entstanden sind, zählen nicht zu Lernvorgängen.

■ *Lernen ist eine relativ andauernde Verhaltensänderung in Folge von Übung oder Beobachtung.*

Lernfähigkeit ist ein wesentliches Merkmal lebender Organismen, die am stärksten bei den höheren Wirbeltieren und hier besonders beim Menschen ausgeprägt ist. Wahrscheinlich gibt es kein menschliches Verhalten, das nicht durch Lernen verändert werden kann.

Lernvorgänge laufen nie zufällig ab, sondern sind immer abhängig von der Umgebung und dem augenblicklichen Zustand des Menschen, z.B. körperliche Verfassung und/oder Gefühls- und Bedürfnislage. Häufig werden Gedächtnis- und Konzentrationsfähigkeit zusammen mit Lernen betrachtet, da sie in enger Beziehung zueinander stehen.

Anwenden lassen sich lernpsychologische Erkenntnisse therapeutisch für die sogenannte Verhaltensmodifikation, ein Begriff, der häufig gleichbedeutend mit verhaltenstherapeutischen Techniken benutzt wird. Verhaltensmodifikation bedeutet die Anwendung psychologischer Lerntechniken, um unerwünschtes Verhalten zu verändern (z.B. bei bestimmten Ängsten oder Phobien).

Die Beziehungen zwischen Lernvorgängen und deren Bedingungen werden in der Lernpsychologie untersucht und in Lerntheorien und Lerngesetzen formuliert.

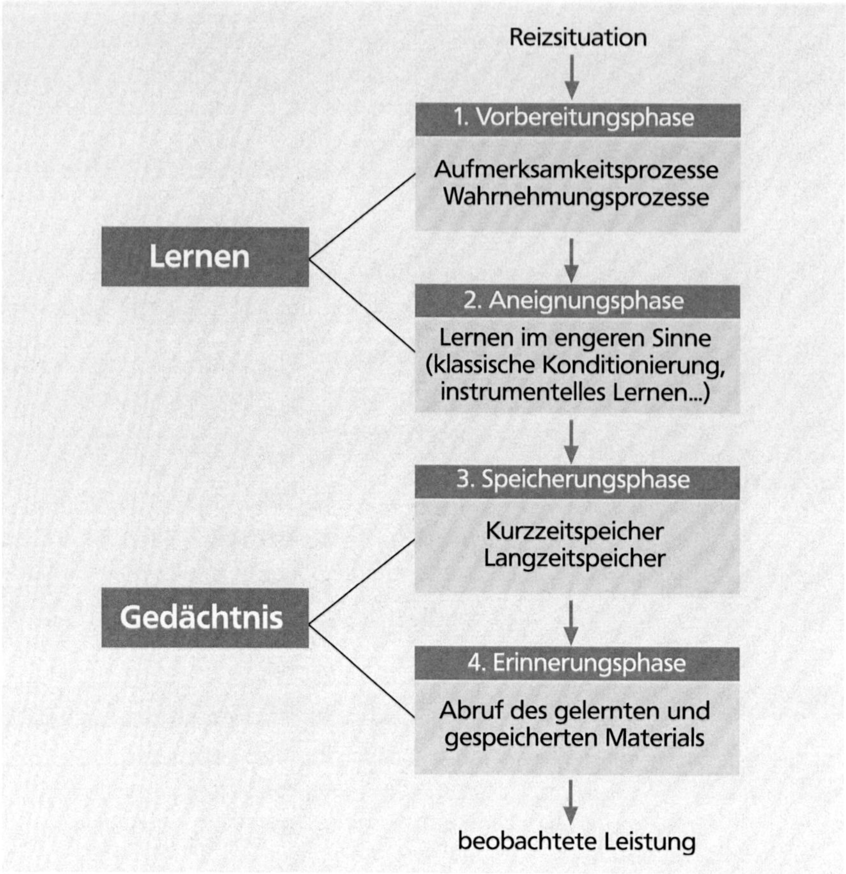

Abb. 2:
Phasen des Lernprozesses

4.4.1. Gedächtnis

Gedächtnis ist der Informationsspeicher eines Organismus, aus dem dieser Nachrichten über vergangene Ereignisse abrufen kann. Das Speichern selbst wird als Einprägen, das Abrufen als Erinnern bezeichnet. Vergessen ist der gegenläufige Begriff von Behalten und Erinnern, wobei die Abgrenzung zum Begriff des Verdrängens häufig schwierig ist.

Die Leistung des Gedächtnisses (Merkfähigkeit) ist individuell sehr variabel und beinflussbar.

Einflussfaktoren auf die Gedächtnisleistung:

- Anzahl der Wiederholungen
- Zeitabstand
- Konzentration
- Aufmerksamkeit
- Ermüdung
- Interesse

Gedächtnisformen:

- Ultrakurzzeitgedächtnis
- Kurzzeitgedächtnis
- Langzeitgedächtnis

Das Ultrakurzzeitgedächtnis speichert Informationen höchstens 20 Sekunden, das Kurzzeitgedächtnis maximal 1 bis 2 Stunden und das Langzeitgedächtnis zum Teil lebenslang. Gedächtnisstörungen (mnestische Störungen) sind vorübergehende oder andauernde Verschlechterungen der Merkfähigkeit. Sie können bei organischen und psychisch bedingten Krankheiten auftreten.

Ursache von Gedächtnisstörungen:

- Hirnarterienverkalkung
- Senile oder präsenile Demenz
- Korsakow-Syndrom z.B. als Folge von Alkoholismus
- Tumore

4.4.2. Lerntypen

Man unterscheidet vier Grundformen des Lernens, die in allen Lebensbereichen häufig gleichzeitig für den Menschen eine Rolle spielen.

Grundformen des Lernens:

- Klassische Konditionierung
- Instrumentelles Lernen
- Kognitives Lernen
- Problemlösen

Klassische Konditionierung

Die "klassische" Konditionierung (Signallernen, Reiz-Reaktions-Lernen, assoziatives Lernen) wurde als erster Lerntyp experimentell von dem russischen Physiologen PAWLOW (1849–1936) untersucht. Konditionierung (konditionieren = bedingen) heißt die Etablierung einer Bedingung, die Verhaltensänderungen bewirkt.

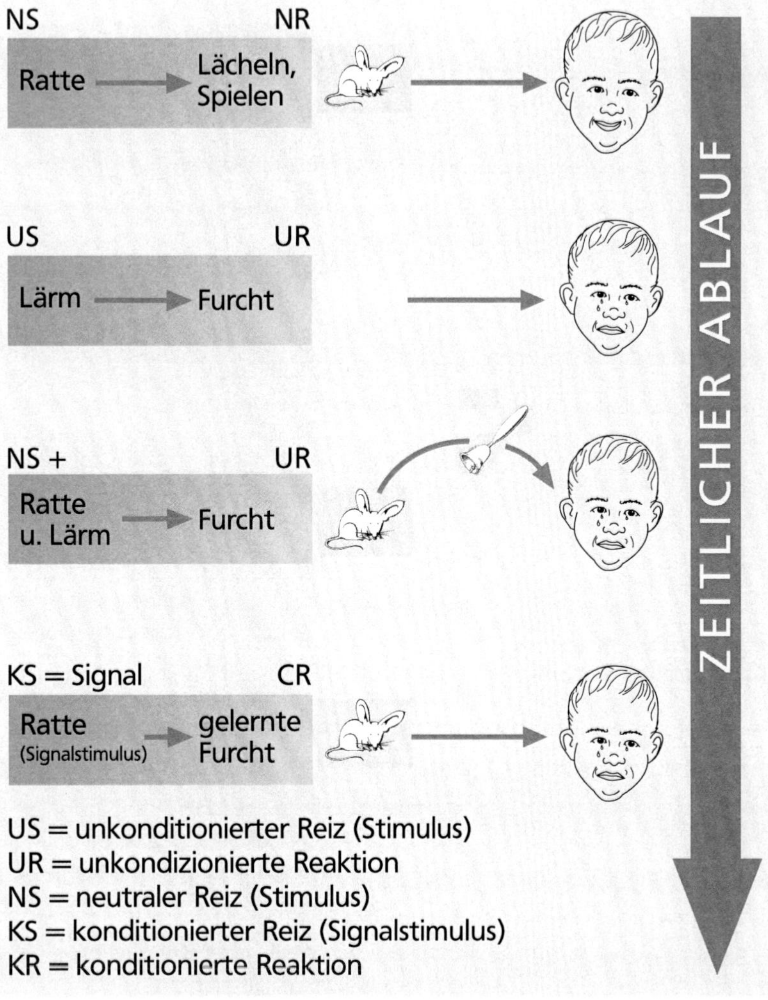

Abb. 3: Klassische Konditionierung

Bei den klassischen Experimenten von PAWLOW wurde beobachtet, dass Hunde nicht nur auf das Angebot von Futter, sondern auch auf einen neutralen Reiz (der Ton einer Glocke) mit Speichelabsonderungen reagierten. Die Konditionierung dieses Verhaltens wurde erreicht, indem dem Hund mehrfach wenige Sekunden vor dem Füttern der Ton einer Glocke dargeboten wurde.

Der Ton, der ursprünglich nicht mit Futter assoziiert wurde, wird neutraler Reiz genannt. Nach mehreren Wiederholungen, bei denen jeweils der neutrale Reiz gleichzeitig mit der Nahrung (unkonditionierter Reiz) dargeboten wurde, hatte der Hund gelernt, auch auf das ausschließliche Ertönen der Glocke mit Speichelsekretion zu reagieren. Der Hund hat also gelernt, auf einen ursprünglich neutralen Reiz eine bestimmte Reaktion zu zeigen. Damit wurde der neutrale zum konditionierten Reiz.

Die klassische Konditionierung kann gut zur Erklärung der Entstehung psychosomatischer Erkrankungen herangezogen werden.

Eltern und Erzieher werden dieses Lernprinzip (instrumentelles Lernen) anwenden, wenn sie durch Lob oder Tadel das Verhalten der Kinder beeinflussen wollen.

Instrumentelles Lernen

Für die Bezeichnung instrumentelles Lernen werden häufig auch die Begriffe "operante Konditionierung", "Lernen nach Versuch und Irrtum" oder "Lernen am Erfolg" verwandt.

Beim "Lernen am Erfolg" zeigt ein Mensch zufällig eine bestimmte Reaktion oder Verhaltensweise und erfährt unmittelbar darauf die Konsequenz (Reiz) der Belohnung (Verstärkung) oder der Bestrafung. Da die Zeit zwischen Reaktion und Konsequenz (Reiz) sehr kurz ist, betrachtet das Individuum die zufällig gezeigte Reaktion (bewusst oder unbewusst) als Mittel (Instrument), die Verstärkung oder die Bestrafung zu erlangen.

Infolgedessen reagiert das Individuum in späteren ähnlichen Situationen entweder schneller und häufiger mit der entsprechenden Verhaltensweise (Reizgeneralisierung) oder vermeidet sie eher. Die Reaktion ist gelernt.

Verstärkung bewirkt, dass ein Verhalten häufiger gezeigt wird.

Bestrafung bewirkt, dass ein Verhalten vermieden wird.

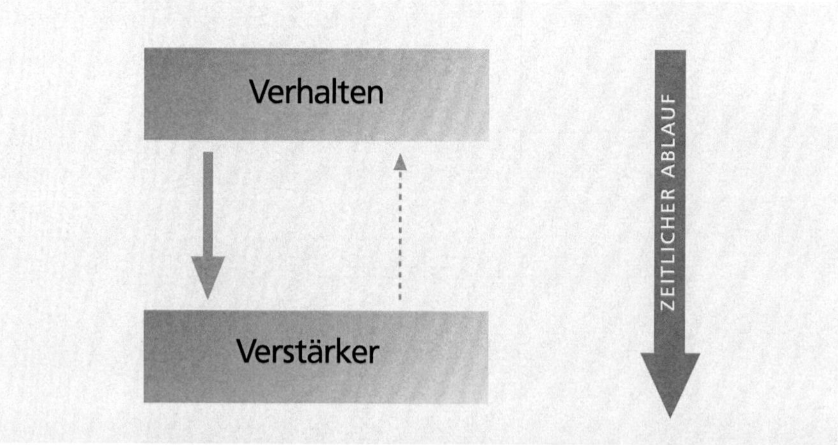

Abb. 4: Instrumentelles Lernen: ein Verstärker setzt den Reiz, ein Verhalten zu zeigen.

Verhaltensweisen, die angenehme, belohnende Konsequenzen (Darbietung des positiven Verstärkers, z.B. Lob, materieller Gewinn) bewirken oder unangenehme Situationen beenden (negativer Verstärker), werden häufiger auftreten. Verhaltensweisen, die unangenehme Konsequenzen (Bestrafung, z.B. Tadel, Verlust, oder Wegfall des positiven Verstärkers) haben, werden vermieden.

Es lassen sich vier grundsätzliche Formen der Konsequenzen unterscheiden, wobei es jeweils zwei Varianten gibt.

Mögliche Konsequenzen auf Verhalten:

- Belohnung durch angenehme Konsequenzen (z.B. Lob)
- Belohnung durch Fortfall von Bestrafung (z.B. Aufhebung des Fernsehverbots)
- Bestrafung durch unangenehme Konsequenz (z.B. Fernsehverbot)
- Bestrafung durch den Entzug von Belohnung (z.B. Verweigerung von Lob)

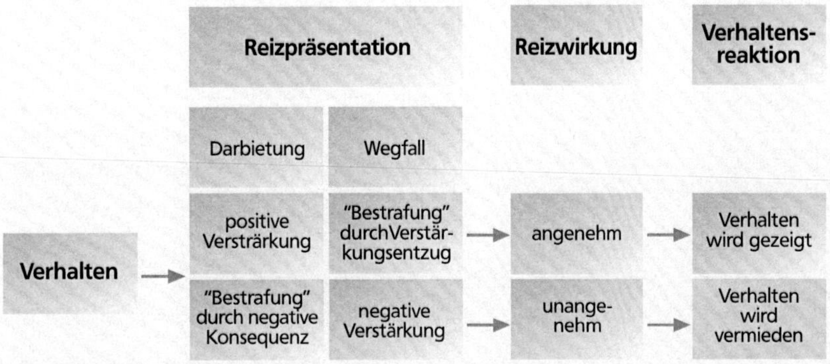

Abb. 6: Instrumentelles Lernen mittels Verstärkung und Bestrafung

■ *Instrumentelles Lernen (operante Konditionierung, Lernen am Erfolg, Lernen an Versuch und Irrtum) ist eine der Hauptmethoden bei der Erziehung von Kindern.*

Man kann zwischen primären und sekundären Verstärkern unterscheiden.

Primäre Verstärker:

Primäre Verstärker führen zur Befriedigung oder Nicht-Befriedigung von Grundbedürfnissen.

Grundbedürfnisse:

- Hunger
- Durst
- Schlafbedürfnis u.a.

Sekundäre Verstärker:

Sekundäre Verstärker wirken über die Befriedigung oder Nicht-Befriedigung von sozialen Bedürfnissen.

Soziale Bedürfnisse:

- Bedürfnis nach Lob/Anerkennung
- Bedürfnis nach Liebe
- Kontaktbedürfnis u.a.

Das Erleben der Verstärker ist für jeden einzelnen Menschen unterschiedlich. Was der eine als positiv empfindet, wird von dem anderen als negativ erlebt. Im Einzelfall muss immer die subjektive Seite des entsprechenden Verstärkers geklärt werden.

■ *Ob ein Verstärker als positiv (angenehm) oder negativ (unangenehm) erlebt wird, hängt vom betreffenden Menschen ab.*

Eine Sonderform des instrumentellen Lernens ist das Beobachtungslernen. Für diese Lernart werden die Begriffe Lernen am Modell (Modellernen) und Imitationslernen gebraucht.

Beim Beobachtungslernen beobachtet ein Mensch das Verhalten einer "Modellperson" und zeigt anschließend die gleichen Verhaltensweisen. Eine Voraussetzung für die Nachahmung ist, dass die Modellperson bei dem Lernenden ein gewisses Ansehen genießt. Gelernt wird durch die Beobachtung, dass ein bestimmtes Verhalten des Modells positiv oder negativ verstärkt oder bestraft wird.

Deshalb kann Beobachtungslernen als Sonderform des instrumentellen Lernens betrachtet werden.

Instrumentelles Lernen und Modellernen (Beobachtungslernen) sind für die menschliche Entwicklung, besonders im Kindes- und Jugendalter, von großer Bedeutung.

■ *Nachahmung eines "Idols" ist Beobachtungslernen.*

Dem Prozess kognitiven Lernens entspricht die Einteilung eines Kochbuches in Kapitel wie Suppen, Fleischgerichte u. Ä... In den einzelnen Kapiteln sind jeweils verschiedenartige, aber in einigen Merkmalen ähnliche Speisen zusammengefasst. Durch solche Klassifikationen oder Kategorisierungen (Suppen) werden Eigenschaftsbegriffe geschaffen.

Kognitives Lernen

Kognitives Lernen umfasst die Begriffsbildung und den Wissenserwerb.

Das bezieht sich im Alltag auf die Kategorisierung und Klassifizierung von Objekten oder Personen. Objekte und Vorgänge in unserer Umwelt werden nicht nur nach sachlichen, sondern auch nach subjektiven Gesichtspunkten, also nach der persönlichen Bedeutsamkeit, klassifiziert. Diese Klassifizierung führt zu so genannten Wertbegriffen.

Neben der Begriffsbildung entspricht Wisssenserwerb einer Form kognitiven Lernens, die noch am ehesten der Alltagsvorstellung von Lernen gleicht.

Diese Art Wissenserwerb kann als weitgehend mechanisches Lernen bezeichnet werden.

Von Kognitivem Lernen spricht man auch beim Auswendiglernen eines Gedichts durch häufige Wiederholung.

■ *Kognitives Lernen bezieht sich auf Begriffsbildungen und Wissenserwerb.*

Handeln (Problemlösen)

Im klinischen Bereich sind z.B. der Abbau einer Spritzenphobie, im pädagogischen Bereich die Resozialisierung von Kriminellen mögliche Ziele von Verhaltensmodifikationen

Unter einer Handlung versteht man ein zumindest in Teilen absichtliches, zielgerichtetes, planvolles Tun. Handlungen umfassen nicht die Gesamtheit dessen, was man Verhalten nennt. Ein Reflex (z.B. Lidschlagreflex) ist keine Handlung, aber das Schreiben eines Briefes an einen Freund.

■ *Eine Handlung ist immer zielgerichtet.*

Der handelnde Mensch setzt sich selbst Ziele oder verfolgt vorgegebene Ziele. Handlungen sind die Mittel zur Erreichung dieser Ziele. Ein handelnder Mensch ist für das verantwortlich, was er tut. Neben dem Handlungsziel ist der "Plan" einer Handlung als Vorwegnahme des Handlungsverlaufs charakteristisch.

■ *Eine Handlung folgt einem Handlungsplan.*

Es ist sinnvoll, das Verhältnis von Verhalten und Handeln als die beiden Endpunkte eines Kontinuums zu betrachten. Wenn man als zentrales Merkmal der Handlung ein flexibles Handlungskonzept annimmt, so erfolgt Verhalten unter extremer Außensteuerung (vgl. klassisches Konditionieren), Handeln jedoch unter weitgehender Innensteuerung (vgl. Wollen).

Für die therapeutische Arbeit mit einem Menschen ist es wichtig zu wissen, welche Handlungsziele er verfolgt. Dies gilt besonders im Zusammenhang mit den Erkrankungen des Menschen.

4.4.3. Verhaltensmodifikation

Bei der Verhaltensmodifikation werden hauptsächlich Verhaltensänderungen angestrebt, die sowohl vom Patienten als auch von der Gesellschaft als positiv betrachtet werden. Verhaltensmodifikation ist ein Sammelbegriff für alle therapeutischen Techniken, die psychische Störungen auf der Grundlage der Lernpsychologie erklären und ändern wollen.

Angewandt wird die Verhaltensmodifikation sowohl im klinischen als auch pädagogischen Bereich. Die Verhaltensänderungen werden weitgehend mit Hilfe des instrumentellen Lernens angestrebt.

4.5. Gefühle (Emotionen)

Gefühle sind Grundphänomene des menschlichen Erlebens. Sie sind immer von physiologischen Erscheinungen begleitet. Die physiologischen Prozesse wie Änderung der Puls- oder Atemfrequenz werden subjektiv erlebt als Erregung oder Beruhigung und sind mehr oder weniger stark von Lust und Unlust begleitet (angenehm – unangenehm).

Im Grunde sind Gefühle Wahrnehmungen von Regulationsvorgängen im Organismus in Abhängigkeit von bestimmten Handlungszielen des Menschen. Sie entsprechen an sich immer einer Abweichung von einem neutralen Zustand (Ungleichgewicht). Die Wahrnehmung dieses Ungleichgewichts entspricht dem Gefühl. Erklärungsversuche über Wesen und Entstehung der Gefühle werden in sogenannten Gefühlstheorien beschrieben.

■ *Gefühle sind Wahrnehmungen innerer Regulationsprozesse.*

4.5.1. Klassifikation von Gefühlen

Eine Klassifikation von Gefühlen ist sehr schwierig, weil sie subjektiv erlebt werden. In der Umgangssprache finden sich eine große Anzahl von Begriffen, die mit "Gefühl" zu tun haben. Will man diese klassifizieren, lassen sich sechs Kategorien von Gefühl unterscheiden.

Kategorien von Gefühlen:

- Seelische Zustände (Ärger, Angst, Stolz, Liebe)
- Sinnesempfindungen (Wärme, Schmerz, Hunger)
- Persönlichkeitseigenschaften (Ehr-, Pflicht-Gefühl)
- Fähigkeiten oder Talente (Takt-, Ball-Gefühl)
- Sinnesempfindungen kombiniert mit Erfahrungswerten ("Ahnung, dass es Regen gibt")
- Persönlichkeitseigenschaften kombiniert mit Erfahrungswerten (Macht-Gefühl)

Die ersten zwei Gefühlskategorien (Seelische Zustände und Sinnesempfindungen) lassen sich nach negativen und positiven Gefühlen unterscheiden. Unter diesem Aspekt der Bewertung ist wiederum eine Klassifizierung in sieben Gefühlsgruppen mit zusammen 23 Gefühlen möglich.

Klassen von bewertenden Gefühlen:

- Empathie-Emotionen (Mitfreude, Schadenfreude, Neid, Mitleid)
- Erwartungs-Emotionen (Hoffnung, Furcht, Befriedigung, Erleichterung, Enttäuschung),
- Wertschätzungs-Emotionen (Bewunderung, Verachtung)
- Attraktivitäts-Emotionen (beziehen sich auf andere: Liebe, Haß)
- Wohlergehens-Emotionen (Freude, Leid)
- Attributions-Emotionen (Stolz, Scham, Billigung, Zorn)
- Wohlergehen/Attraktivitätsgefühle (beziehen sich auf Subjekt: Selbstzufriedenheit, Selbstunzufriedenheit, Dankbarkeit, Ärger)

4.5.2. Spezifische Gefühle

Krankheit und der Umgang mit Patienten sind häufig von negativen Emotionen begleitet. Das Wissen darum ist wichtig für das Verhalten der Pflegenden.

Im Krankenhaus besonders ausgeprägte Gefühle:

- Angst
- Furcht
- Scham

Angst

Angst ist ein Gefühlszustand, der zu physiologischen Veränderungen (Puls, Blutdruck, Schwitzen u.a.) führen kann. Angst kann in verschiedenen Varianten, z.B. als Beklemmung, Bedrückung und oft auch Verzweiflung erlebt werden. Das Gefühl entsteht als Reaktion auf eine Bedrohung oder Lebensbeeinträchtigung. Die Bedrohung kann unmittelbar erlebbar sein, oder nur bewußt oder unbewußt vorgestellt werden, um Angst auszulösen.

Furcht

Furcht ist im Gegensatz zur Angst objektbezogen. Sie richtet sich auf eine unmittelbare, konkrete Bedrohung, auf die man mit Flucht oder Aggression reagieren kann (z.B. Furcht vor Skalpellen).

■ *Furcht ist im Gegensatz zur Angst konkret und objektbezogen.*

Scham

Scham (Schamgefühl) ist eine gelernte Gefühlsreaktion, die sich häufig bei Verletzung der Intimsphäre einstellt. Körperliche Regionen der Intimsphäre sind insbesondere Mund, Ohr, Nase, Haut, Genitalien, Anus. Zum Schutz der Intimsphäre werden Distanzschranken errichtet, die nicht ohne weiteres durchbrochen werden können, ohne daß die Intimität verletzt wird. Scham entsteht auch in gesellschaftlichen Zusammenhängen (z.B. bezüglich des gesellschaftlichen Ansehens).

■ *Die Verletzung der Intimität bewirkt meistens eine Störung des Vertrauensverhältnisses.*

4.6. Bedürfnisse (Motive)

In der Alltagssprache wird unter dem Begriff Motiv die bewußte Absicht eines Menschen verstanden, bestimmte Ziele zu erreichen. Im psychologischen Verständnis gilt ein Motiv als eine andauernde Antriebskraft, die einem zielgerichteten aktuellen Verhalten zugrunde liegt. Die Summe aller in einer konkreten Situation aktualisierten Motive, die das Verhalten bestimmen, nennt man Motivation.

■ *Motive sind wiederkehrende Anliegen eines Menschen.*

Arten von Motiven:

- Primäre (biogene) Motive
- Sekundäre (soziogene) Motive

4.6.1. Primäre (biogene) Motive

Primäre (biogene) Motive sind angeboren, also physiologisch und neurologisch in dem menschlichen Körper angelegt. Sie sind für das menschliche Leben unbedingt notwendig. Behinderungen der primären Motive führen zu schweren körperlichen und psychischen Störungen.

Biogene Motive:

- Bedürfnis nach Nahrung (z.B. Hunger, Durst)
- Schlafbedürfnis (z.B. Schlafrhythmen)
- Reinlichkeitsbedürfnis
- Bedürfnis nach Sexualität

Die biogenen Motive sind grundsätzlich bei jedem Individuum vorhanden, wenn auch je nach kultureller und sozialer Zugehörigkeit verschieden gerichtet.

4.6.2. Sekundäre (soziogene) Motive

Sekundäre (soziogene) Motive sind immer gelernt. Sie hängen von kulturellen und sozialen Lebensbedingungen ab und weisen entsprechend der verschiedenen Kulturen große Variationen auf. Die individuelle Entwicklung der soziogenen Motive führt zur Persönlichkeit des Menschen. Die Abschätzung dieser Motive erlaubt beim Mensch häufig eine grobe Klassifizierung.

Wichtigste soziogene Motive:

- Leistungsmotiv
- Aggressionsmotiv
- Machtmotiv
- Bedürfnis nach Kontakt und Anerkennung

Leistungsmotiv

Das Leistungsmotiv ist das Bestreben, je nach Wertorientierung die persönliche Tätigkeit in einem bestimmten Bereich zu steigern und möglichst hoch zu halten. Im Leistungsmotiv vereinigen sich die Motivtendenzen "Hoffnung auf Erfolg" und "Furcht vor Mißerfolg". Die Summe aller in einer bestimmte Situation aktualisierten Leistungsmotive nennt man Leistungsmotivation.

Aggressionsmotiv

Das Aggressionsmotiv ist die Bereitschaft, unter bestimmten Anregungs- oder Umweltbedingungen angreifend (aggressiv) zu handeln (oder nicht zu handeln).

Das Aggressionsmotiv setzt sich aus zwei Teiltendenzen in unterschiedlicher Stärke zusammen: Die aufsuchende Aggression (Bereitschaft, aggressiv zu handeln) und die Aggressionshemmung (Unterdrückung der Bereitschaft, aggressiv zu handeln). Die Summe aller in einer bestimmte Situation aktualisierten Aggressionsmotive nennt man Aggressionsmotivation.

Machtmotiv (Dominanz)

Das Machtmotiv ist die Bereitschaft, Einfluß auf andere auszuüben und sie zu lenken sowie darüber hinaus auch Aufmerksamkeit zu erregen oder Ansehen zu erlangen.

Auch das Machtmotiv besteht aus zwei Teiltendenzen, nämlich der Hoffnung auf Machtgewinn und der Furcht vor Machtverlust.

Bedürfnis nach Kontakt und Anerkennung

Das Bedürfnis nach Kontakt und Anerkennung ist das wichtigste und eines der ersten gelernten soziogene Motive. Dieses Bedürfnis resultiert aus der Erfahrung der Abhängigkeit des hilflosen Kleinkindes. Das Kind lernt schnell die Zuwendung der Pflegepersonen zu schätzen. Aus der instrumentellen Abhängigkeit wird so verhältnismäßig schnell eine emotionale Abhängigkeit.

■ *Das Bedürfnis nach Kontakt und Anerkennung ist das erste gelernte Motiv des Kindes.*

Diesem Motivkomplex muß in der Krankenpflege besonders Aufmerksamkeit geschenkt werden, weil die Situation des Patienten häufig durch Hilflosigkeit und Abhängigkeit bestimmt ist.

5 Entwicklungspsychologie

5.1. Anlage-Umwelt-Problem

Viele Menschen (besonders Eltern) stellen sich oft die Frage, wenn sie die Entwicklung ihrer Kinder betrachten: geerbt oder erlernt?

Die Beantwortung dieser Frage löste schon immer heftige Diskussionen und Meinungsverschiedenheiten aus zwischen den so genannten "Erbtheoretikern" und den "Milieutheoretikern". Es ist leicht einzusehen, dass die verschiedenen Positionen zu dieser Frage unmittelbaren und bedeutsamen Einfluss auf die Kindererziehung, die Pädagogik allgemein, auf psychotherapeutische Bemühungen und nicht zuletzt auf die Politik (z.B. Schulpolitik) haben.

Die "Erbtheoretiker" stehen auf dem Standpunkt, dass nahezu alle Eigenschaften des Menschen von der Zeugung ab angelegt sind. Sie führen nicht nur die körperlichen, sondern auch die psychischen Eigenschaften wie Persönlichkeitsmerkmale und Intelligenzfaktoren auf die Erbausstattung, also den genetischen Code, zurück. Die Erbanlagen bestimmen, wie der Mensch sich im Laufe seines Lebens entwickelt. Unterschiede zwischen den Menschen sind deshalb nur auf die Unterschiede in den Erbanlagen zurückzuführen.

Die "Milieutheoretiker" dagegen glauben, dass höchstens körperliche Merkmale vererbt werden und das auch nur in begrenztem Umfang. Unterschiede in psychischen Eigenschaften sind durch Milieueinflüsse (z.B. physikalische Bedingungen wie Klima, Ernährung, Erziehungsstile, kulturelle und gesellschaftliche Bedingungen) sowie Erfahrungen bedingt.

Der Streit zwischen Erb- und Milieutheoretikern ist nicht endgültig entschieden. Verbreitet war bis vor kurzem nur die Ansicht der Erbtheoretiker (z.B. galten Begabungsunterschiede eben als naturgegeben). Heute besteht die Tendenz, den Milieutheoretikern mehr Recht zu geben (Begabungsunterschiede resultieren aus Umweltbedingungen und gesellschaftlichen Faktoren).

5.2. Entwicklung nach Lebensabschnitten

Die Entwicklungspsychologie will intra-individuelle Veränderungen im Leben des Menschen bezüglich bestimmter Merkmale beschreiben und erklären. Es wird untersucht, wie sich Personen zu unterschiedlichen Zeitpunkten ihrer Entwicklung und in unterschiedlichen Situationen voneinander unterscheiden. Hier begegnen sich persönlichkeits- und entwicklungspsychologische Perspektiven.

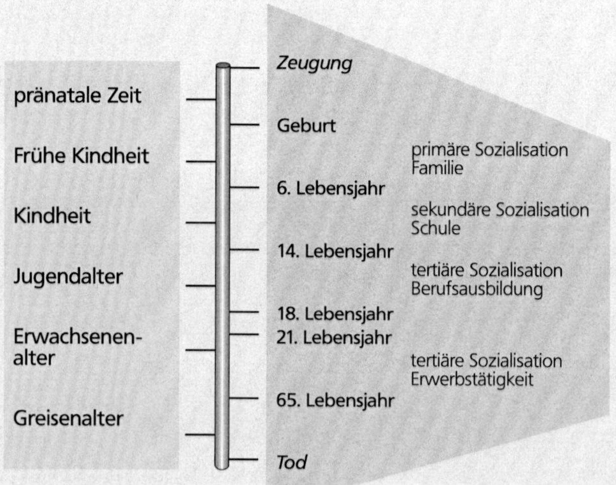

Abb. 8: Entwicklungsabschnitte des Menschen

Die Entwicklungspsychologie versucht, die Lebensspanne des Menschen ("von der Wiege bis zum Tod") in verschiedene Abschnitte (Perioden, Stadien, Phasen u.a.) einzuteilen.

Man geht davon aus, dass an den Grenzen dieser Abschnitte neue Entwicklungsabschnitte mit einer eigenen Gesetzlichkeit beginnen. Es gibt verschiedene Einteilungen, die bezüglich der Zahl der Abschnitte stark voneinander abweichen.

Wichtige Entwicklungsabschnitte:

- Frühe Kindheit (0–2 Jahre)
- Kindheit (3–12 Jahre)
- Jugendalter (13–18 Jahre)
- Erwachsenenalter und Alter (18–60 und älter)

Die Übergänge verlaufen nicht immer gleichmäßig und sind fließend. Die Entwicklungsabschnitte sind unterschieden nach dem Entwicklungsstand der verschiedenen Verhaltensmöglichkeiten.

Verhalten, die sich je nach Entwicklungsstand unterscheiden:

- Motorisches Verhalten (z.B. Greifen, Fortbewegung, allgemeine Körperkoordination, spezielle motorische Fertigkeiten)
- Anpassungsverhalten (z.B. Wahrnehmung, geistige Orientierung, Lernen)
- Sprachverhalten (z.B. Verständigungsbemühungen, sprachliche Kommunikation)
- Soziales Verhalten (z.B. Reaktion des Kindes auf andere Personen, Anpassung an das häusliche Leben und an die Gruppe)

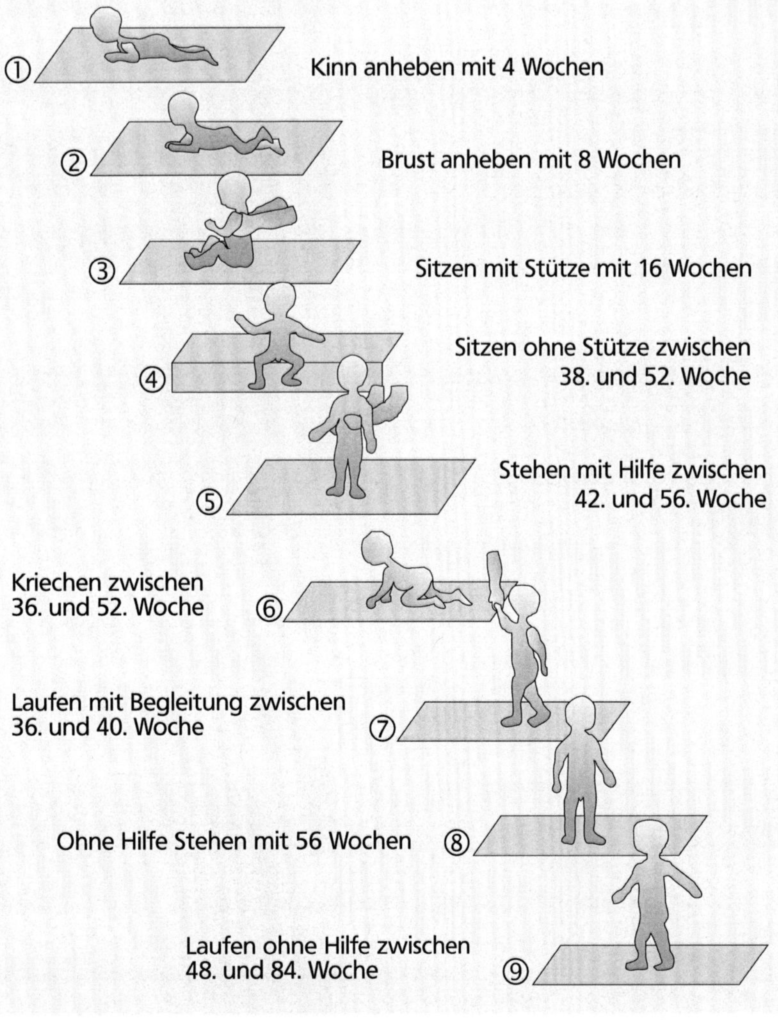

Abb. 9: Entwicklung der Motorik

5.2.1. Frühe Kindheit

Häufig wird die Zeit der frühen Kindheit in die pränatale Entwicklung (bis zur Geburt) und das Säuglingsalter (bis zum Ende des 1. Lebensjahres) unterteilt. In dieser Phase ist die Geburt das wichtigste und einschneidendste Ereignis. Schließlich findet ein starker Umgebungswechsel mit einer komplizierten physiologischen Umstellung und Neuanpassung statt (z.B. Nahrungsaufnahme, Schlaf-Wach-Rhythmus).

In dieser Phase beginnt das Kindes die gegenständlichen Welt zu "erobern" und seine Wahrnehmungsfähigkeiten auszubilden (z.B. "Begreifen" durch Greifen). Auch werden erste soziale Beziehungen aufgebaut, und sozialkompetentes Verhaltens beginnt sich zu entwickeln (z.B. Kommunikation, Lächeln).

5.2.2. Kindheit

Die Kindheit ist gekennzeichnet durch die weitere Entwicklung des Körpers (z.B. Wachstum) und der intellektuellen Fähigkeiten sowie deren Abschluss. In dieser Phase werden besonders die intellektuellen Fähigkeiten (Intelligenz) und die Identifikation mit dem eigenen Geschlecht (Geschlechterrolle) ausgebildet.

In dieser Zeit werden Kinder mit der Schule konfrontiert, in der sie zusätzlich soziale und intellektuelle Impulse erhalten (vgl. Leistungsmotivation). Es werden wichtige Erfahrungen mit Gleichaltrigen gemacht, die die Grundlage für positives soziales Verhalten und Gruppenbildung bedeuten.

- *Die Kindheit ist psychologisch gesehen hauptsächlich von der Entwicklung der intellektuellen Fertigkeiten und der Identifizierung mit der Geschlechterrolle geprägt.*

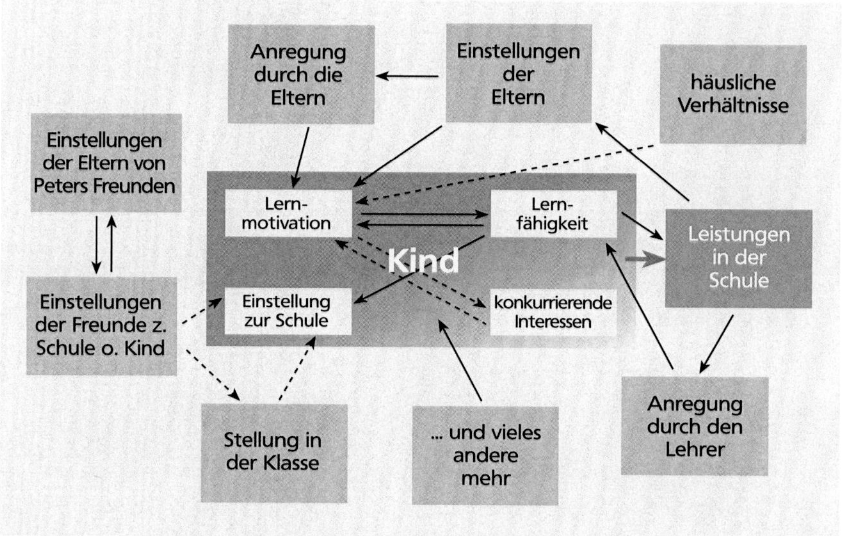

Abb. 10: Einflussfaktoren auf die Schulleistung

5.2.3. Jugendalter

Das Jugendalter ist ein Lebensabschnitt, der von der Situation des Übergangs gekennzeichnet ist. Er liegt im Spannungsfeld zwischen Kindheit und Erwachsenenalter. Die körperliche Entwicklung mit Körperwachstum, Ausbildung der Motorik und Geschlechtsreifung (biosexuelle Entwicklung) findet in dieser Phase ihren Abschluß.

- *Das Jugendalter ist hauptsächlich gekennzeichnet durch Konflikte im Spannungsfeld zwischen Kindheit und Erwachsenemalter.*

Die Entwicklung des Sexualverhaltens (soziosexuelle Entwicklung) und der eigenen Identität sind sehr wichtige, aber auch konfliktträchtige Aspekte des Jugendalters. Der dauernde Druck der Auseinandersetzung mit den Normen der Erwachsenenwelt und der Umwelt kann zu schwersten Konflikten führen (Generationskonflikte bis zu Jugendkriminalität, Drogenmißbrauch, Suizidneigung u.a.).

5.2.4. Erwachsenenalter und Alter

Die Einbindung alternder Menschen in die Arbeitsprozesse der Gesellschaft (Beschäftigung nach Pensionierung) kann zu Lebensverlängerungen führen.

Das Erwachsenenalter ist zu Beginn geprägt durch Berufsausbildung und Familiengründung. Die Zeit danach ist durch eine gewisse Stabilität gekennzeichnet, die durch eine Krise in der Lebensmitte (Midlife-crisis) unterbrochen werden kann. Die Midlife-Crisis kann z.B. durch Verlust von Handlungszielen und Partnern, das Ende der Fruchtbarkeit der Frau und Hormonumstellungen (auch beim Mann) ausgelöst werden.

Die Entwicklungspsychologie betrachtet heute auch Altern und Sterben als wichtige Phase in der Lebensspanne eines Menschen. Der Abbau bestimmter körperlicher und intellektuelle Fähigkeiten im Laufe eines Erwachsenenlebens verläuft individuell sehr unterschiedlich. Durch Training können bestimmte Defizite ausgeglichen werden.

5.3. Entwicklungsprozesse und Verhalten

Die Entwicklung des Menschen verläuft immer in einer Umwelt, die selber nicht stabil bleibt. Personen, Objekte, Situation ändern sich ständig. Störungen im Gleichgewicht dieser Einheit aus Umwelt und individueller Entwicklung können sich schwerwiegend auswirken (z.B. Persönlichkeitsstörungen oder Neurosen).

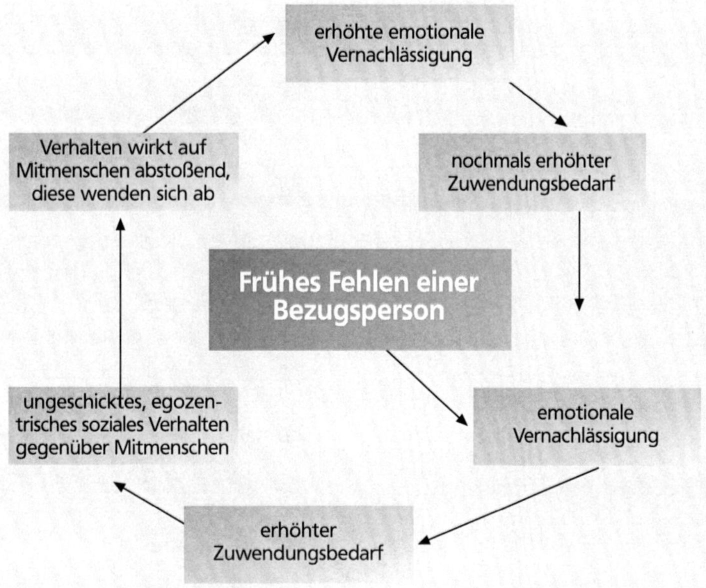

Abb. 11: Folgen eine Entwicklungsdefizits

5.3.1. Kognitive Entwicklung

Zur Entwicklung der Wahrnehmung gehört z.B. die Fähigkeit des Kindes zum Tiefensehen. Ein weiterer wichtiger Schritt ist die Wahrnehmung von Form- und Volumenkonstanz von Objekten. Weil das Netzhautbild kleiner wird, wenn das Objekt sich vom Auge

Unter kognitiver Entwicklung fasst man die Entwicklung der Wahrnehmung, Intelligenz und Sprache zusammen. Die Entwicklung der Wahrnehmung umfasst komplizierte psychische Prozesse.

Die Entwicklung der Intelligenz und der Sprache ist anfänglich stark mit der Entwicklung der Wahrnehmung verknüpft. Denkprozesse bestehen anfänglich hauptsächlich darin, Objekte zu differenzieren und zu integrieren. Allmählich bildet sich die Fähigkeit heraus, Objekte detaillierter zu klassifizieren. Die intellektuelle Entwicklung verläuft in qualitativ verschiedenen Stadien. Im Alter von ca. 11 bis 12 Jahren erreicht das Kind die Fähigkeit zum logisch-abstrakten Denken der Erwachsenen.

5.3.2. Persönlichkeitsentwicklung

Persönlichkeit ist die Summe individueller Eigenschaften, Motivlagen und Gewohnheiten verschiedener Ausprägung. Häufig werden intellektuelle, emotionale und motivationale Seiten der Persönlichkeit voneinander getrennt.

Die Person dagegen ist der handelnde und empfindende Mensch als geistig-psychische Einheit, der mit anderen Menschen in Beziehung steht.

In der Entwicklung der Persönlichkeit ist die der sozialen Kompetenzen eingeschlossen. Sozialisation und Persönlichkeitsentwicklung entstehen durch die Interaktion von biologischen und sozialen Kräften. Je nach theoretischem Standpunkt kann die Persönlichkeitsentwicklung unterschiedlich verstanden werden.

Verständnis von Persönlichkeitsentwicklung:

- Biologisch vorprogrammiertes psychosexuelles Geschehen (FREUD)
- Erwerb persönlicher Kompetenz
- Aktive Anpassung
- Subjektiv sinnhaftes Geschehen

Biologisch vorprogrammiertes psychosexuelles Geschehen (FREUD)

Nach FREUD prägen die Verläufe der frühen Entwicklungsphasen (orale, anale, phallische Phase, Latenzphase und Adoleszenz) die erwachsene Persönlichkeit.

Erwerb persönlicher Kompetenz

Kompetenz erlaubt eine aktive Gestaltung des eigenen Handelns (Transaktion). Die Kompetenz ermöglicht der Person, sich selbst zu erhalten und weiter zu entwickeln sowie auf die Außenwelt einzuwirken. Dieser spiralförmige Entwicklungsprozeß führt zu einer ständigen Veränderung des Menschen und der Umwelt.

Aktive Anpassung

Das Modell der aktiven Anpassung geht davon aus, daß der Mensch sich an Situationen (auch an bedrohliche) durch eigene Veränderungen (Verarbeitungsmechanismen) anzupassen lernt. Die aktive Anpassung spielt bei der Krankheitsbewältigung eine große Rolle (Coping).

Subjektiv sinnhaftes Geschehen

Diese Vorstellung orientiert sich an der Individualität von Biographien. Entwicklung wird als biographisch sinnvolles Geschehen interpretiert (Lebensziel, Sinn des Lebens).

5.3.3. Psychosexuelle Entwicklung

Die psychosexuelle Entwicklung des Menschen verläuft kontinuierlich und betrifft Physis und Psyche in wechselnder Ausprägung.

Differenzierung der Fortpflanzungsorgane

Die Differenzierung der Fortpflanzungsorgane geschieht im Mutterleib. Sie ist abhängig von den Genen und den pränatalen Hormonen.

Entwicklung der Geschlechter-Stereotype

Die psychosexuelle Entwicklung beginnt vermutlich direkt nach der Geburt durch unterschiedliche Einflüsse sozialer und kognitiver Art, die bei dem Kind vermutlich schon relativ früh zu Autostereotypen bezüglich der Geschlechterwahrnehmung führen. Es ist verhältnismäßig schwierig, genaue Abschnitte oder Zeitpunkte anzugeben, in denen diese Entwicklung sich vollzieht. Vermutlich werden während der ganzen Kindheit und Pubertät die Geschlechterstereotypen, wie sie in der Alltagspsychologie bekannt sind, internalisiert. Neueste empirische Befunde zeigen, dass die wenigen objektiv nachweisbaren Geschlechterunterschiede meist nur sehr gering ausgeprägt sind. Das biologische

Geschlecht erklärt demnach maximal 5% des unterschiedlichen Verhaltens der beiden Geschlechter. Das steht in absolutem Gegensatz zu den Alltagstheorien. In ihnen gibt es eine Vielzahl von Merkmalen, von denen die Bevölkerung je nach kulturellem Hintergrund glaubt, dass sie zwischen Männern und Frauen verschieden ausgeprägt sind.

Die Orientierung an Geschlechterstereotypen trägt zur Stabilisierung gesellschaftlicher Arbeitsteilung und durchaus zur Stabilisierung von herrschenden Machtstrukturen bei.

Aufgrund neuerer Untersuchungen gibt es vermutlich lediglich vier grundlegende Unterschiede zwischen Männern und Frauen, die psychologisch interessant sind.

Variablen, die je nach Geschlecht unterschiedlich ausgeprägt sind:

- Verbale Fähigkeiten (ausgeprägter bei Frauen als bei Männern)
- Visuell-räumliches Vorstellungsvermögen (ausgeprägter bei Männern als bei Frauen)
- Mathematische Fähigkeiten (ausgeprägter bei Männern als bei Frauen)
- Aggressivität (ausgeprägter bei Männern als bei Frauen)

Normabweichungen psychosexuellen Verhaltens

Hierzu gehören die große Zahl psychosexueller Auffälligkeiten, die je nach kulturellen und sozialen Normen unterschiedlich bewertet werden können. In diesem Zusammenhang wird häufig diskutiert, was an einem bestimmten psychosexuellen Verhalten angeboren, erworben oder gelernt ist (s. Anlage-Umwelt-Problem). Die Entwicklungspsychologie enthält sich weitgehend Bewertungen und Beurteilungen von psychosexuellen Abweichungen.

6 Persönlichkeitspsychologie

Persönlichkeit ist die dynamische Struktur von psychophysischen Systemen im Individuum, die seine einzigartige Anpassung an seine Umwelt bestimmen. Die Persönlichkeit ist also die Gesamtheit (komplexes Gefüge) von Gewohnheiten, Eigenschaften, Verhaltens- und Erlebensweisen, von Bedürfnissen und Motiven. Der Begriff der Persönlichkeit ersetzt den des Charakters, da bei diesem Wertungen nicht zu vermeiden sind (z.B. guter Charakter, Charakterschwäche).

6.1. 6.1 Persönlichkeitstheorien

Persönlichkeitstheorien beschreiben Aufbau (Struktur) und Dynamik der Persönlichkeit. Daraus ergeben sich Möglichkeiten zu Erfassung (Psychodiagnostik) und Änderung der Persönlichkeit (Psychotherapie). Besonders zwei Modelle dienen zur Erklärung und Deutung der Persönlichkeit.

Bekannteste Persönlichkeitsmodelle:

- Psychoanalytisches Persönlichkeitsmodell
- Eigenschaftsmodell

6.1.1. Psychoanalytisches Modell

Die Erste und wichtigste tiefenpsychologische Persönlichkeitstheorie ist die von Sigmund Freud (1856–1939). Sie wird auch Psychoanalyse genannt, wobei diese Bezeichnung sowohl für die Persönlichkeitstheorie als auch für die Therapiemethode steht. Alle weiteren tiefenpsychologischen Theorien sind von dieser Theorie abgeleitet (Neo-Psychoanalytiker). Tiefenpsychologische Persönlichkeitstheorien sind wichtig, weil sie für die Erklärung von menschlichen Verhalten und Handlungen auch unbewusste Motive heranziehen.

In der Psychoanalyse Freuds setzt sich die Persönlichkeit aus drei so genannten Instanzen (Systeme oder Teilstrukturen) zusammen, die in einer dynamischen Beziehung zueinander stehen.

Persönlichkeitsinstanzen nach Freud:

- Das Es
- Das Über-Ich
- Das Ich (Ego)

Das Es

Das Es enthält die triebhaften Bedürfnisse und Wünsche, die unmittelbar nach Befriedigung suchen. Diese Instanz bedeutet also das so genannte Lustprinzip. Die Inhalte des Es sind unbewusst und können nur mit besonderen Methoden (z.B. mit der Traumdeutung) bewusst gemacht werden.

■ *Das Es sucht triebhafte Wünsche zu befriedigen. Inhalte des Es sind unbewußt.*

Das Über-Ich

Das Über-Ich enthält die internalisierten (verinnerlichten) Normen und moralischen Vorstellungen der Gesellschaft und der jeweiligen Bezugsgruppen (Eltern, Clique). Das Über-Ich entspricht ungefähr dem, was in der Alltagssprache als Gewissen bezeichnet wird. Es entsteht im Laufe der Sozialisation (Anpassung des Kindes an die Normen der Gesellschaft) durch Einflüsse der Bezugspersonen wie Eltern und Lehrer. Das Über-Ich entspricht also dem Kontrollprinzip.

Mit dem Über-Ich eng verbunden ist das so genannte Ich-Ideal. Das Ich-Ideal enthält die Vorstellungen, wie man selbst gerne sein möchte.

Das Ich-Ideal entsteht durch die Übernahme von Wunschvorstellungen hauptsächlich der Eltern und hat einen starken Einfluss auf die Entwicklung des Selbstwertgefühls (z.B. Minderwertigkeitsgefühl).

- *Das Über-Ich enthält die Normen und moralischen Vorstellungen der Gesellschaft und übt somit Kontrollfunktion aus (Kontrollprinzip).*

Das Ich (Ego)

Betrachtet man die Aufgaben von Es und Über-Ich, so sind Konflikte unvermeidlich. Diese Konflikte werden im Ich ausgetragen. Die Aufgabe des Ich besteht darin, zwischen den triebhaften Wünschen des Es und den Ansprüchen der sozialen Umwelt (repräsentiert durch das Über-Ich) zu vermitteln. Man sagt, "das Ich handelt nach dem Realitätsprinzip". Die Inhalte des Ich und des Über-Ich sind bewusst oder vorbewusst (= leicht in das Bewusstsein zu bringen).

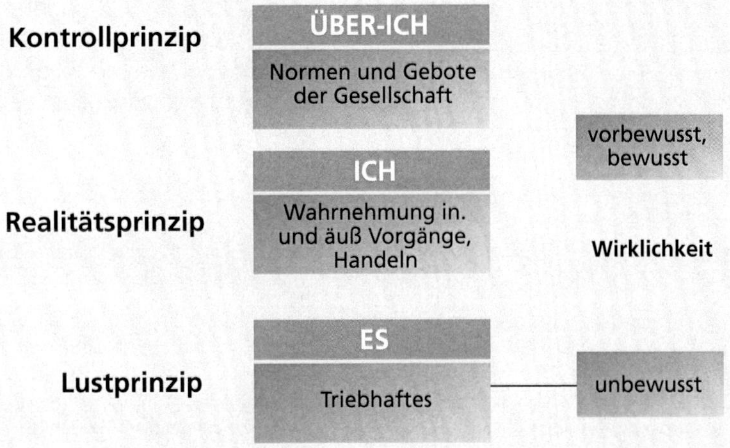

Abb. 12: Psychoanalytisches Persönlichkeitsmodell nach Freud

Die Persönlichkeit eines Menschen ist nach psychoanalytischer Sicht von einem dauernden "Kampf" zwischen Es und Über-Ich bestimmt. Normalerweise gelingt es dem Menschen, die Triebregungen des Es mit den Normgeboten der Gesellschaft in Einklang zu bringen. Gelingt das auf die Dauer nicht, so können Persönlichkeitsstörungen entstehen (z.B. Neurosen).

- *Das Ich vermittelt zwischen Bedürfnissen des Es und Über-Ich und arbeitet damit nach den Realitätsprinzip.*

Abwehrmechanismen des Ich

Im Kampf des Es gegen das Über-Ich können Konfliktsituationen und Ängste entstehen, die vom Ich gelöst werden müssen. Im psychoanalytischen Sprachgebrauch heißen die unbewussten psychischen Prozesse oder Strategien des Ich, mit denen es sich vor diesen Ängsten schützt, Abwehrmechanismen. Im Unterschied zum Bewältigungsverhalten gelingt eine vollständige Abwehr nur in seltenen Fällen. Abwehrmechanismen und die damit verbundenen ungelösten Konflikte gelten in der Psychoanalyse als Hauptursache der Neurosen. Abwehrmechanismen des Ich zeigen sich häufig in "unvernünftigen" (irrationalen) Verhaltensweisen der Menschen. Solche irrationalen Verhaltensweisen müssen daher als Versuch der Abwehr überstarker Angst betrachtet werden und sind bei Patienten unter starken Belastungen häufig zu beobachten.

- *Abwehrmechanismen oder Abwehrprozesse dienen der Vermeidung von Angst und sind in der Regel unbewußt.*

Wichtigste Abwehrmechanismen:

- Verdrängung
- Projektion
- Verschiebung
- Rationalisierung
- Regression
- Altruistische Abtretung

Ein Operationstermin wird verdrängt, weil dadurch auch die Angst vor der Operation beseitigt wird.

Verdrängung

Bei der Verdrängung werden Bewusstseinsinhalte, die z.B. mit Angst, Scham oder Schuldgefühlen verknüpft sind, ins Unbewusste abgeschoben und damit scheinbar gelöscht.

Kinder, die häufig "petzen", zeigen damit in Wirklichkeit ihren eigenen Wunsch, Verbotenes zu tun.

Projektion

Bei der Projektion werden einem anderen Menschen eigene Fehler oder Wünsche zugeschrieben.

Aggressivität gegen den Chef wird auf eigene, "ungefährliche" Untergebene oder Mitglieder der Familie verlagert.

Verschiebung

Bei der Verschiebung werden Gefühle, die von einem "gefährlichen" Objekt ausgelöst werden, auf ein unbeteiligtes Ersatzobjekt übertragen.

Ein körperliches Symptom, das ein Hinweis für Krebs sein könnte, wird als harmlose Erkältung abgetan.

Rationalisierung

Rationalisierung ist die nachträgliche Scheinbegründung oder Erklärung für ein Ereignis, das Angst auslöst.

Beispiel: Weinkrämpfe eines erwachsenen Mannes beim Anblick einer Spritze.

Regression

Unter Regression versteht man den Rückzug auf Verhaltensmuster einer früheren Altersstufe – meistens auf eine kindliche Entwicklungsstufe – als Ausdruck von Angst und Hilflosigkeit.

Beispiel: Ein sich "hässlich" findender Mann verhilft seinem gut aussehenden Freund zu einer Frau, die beide lieben. (Cyrano de Bergerac)

Altruistische Abtretung

Dieser Abwehrmechanismus findet sich bei vielen Angehörigen helfender Berufe. Bei "sich aufopfernden" Menschen wird die eigene Befriedigung über die Identifizierung mit dem erfolgreichen Anderen erlebt. Diese Haltung führt zur Position des "überlegenen" Helfers.

■ ***Abwehrmechanismen finden sich in der Klinik nicht nur bei Patienten, sondern auch bei Ärzten und Pflegepersonen.***

6.1.2. Eigenschaftsmodell

Im Eigenschaftsmodell wird die Persönlichkeit als eine Summe von bestimmten Persönlichkeitsmerkmalen (Eigenschaften) betrachtet, die in bestimmten Beziehungen zueinander stehen.

Eigenschaften sind relativ stabile und allgemeine Verhaltensneigungen (Dispositionen). Eigenschaften sind nicht direkt beobachtbar. Sie können nur aus dem Verhalten oder sprachlichen Äußerungen der Person erschlossen werden.

Der Begriff umfasst:

- Möglichkeit, bestimmtes Verhaltens zu entwickeln (Veranlagung)
- Verfestigung (wiederholtes Verhalten verfestigt sich zur Eigenschaft)
- Verhaltensbereitschaft

Der Eigenschaftsbegriffes ermöglicht, mittels bestimmter Verfahren Persönlichkeiten formal zu beschreiben (Verhaltensbeobachtung, Exploration und psychologische Tests). Daraus lasen sich Eigenschaftsysteme entwickeln. Diese Systeme unterscheiden sich in der Zahl der Eigenschaften und ihren Beziehungen zueinander. Einige Systeme nehmen als Eigenschaften auch bestimmte Intelligenzfaktoren mit auf.

Die psychologische Diagnostik kann umso objektiver die individuelle Persönlichkeit erfassen, je detaillierter die Liste der Eigenschaften ausfällt. Im Übrigen sind Persönlichkeitseigenschaften von Alter, Geschlecht und bestimmten Gruppenzugehörigkeiten abhängig.

Wichtige Persönlichkeitseigenschaften:

- Lebenszufriedenheit (Zuversichtlichkeit)
- Soziales Verantwortungsbewusstsein (Hilfsbereitschaft)
- Gehemmtheit (Unsicherheit, Kontaktscheu)
- Erregbarkeit (Empfindlichkeit, Unbeherrschtheit)
- Aggressivität (Dominanz)
- Psychische Belastbarkeit (emotionale Überforderung)
- Somatisierungsneigung (Tendenz, psychische Erregung in körperliche Symptome umzusetzen)
- Angstneigung (Ängstlichkeit)

Das Ziel der Persönlichkeitspsychologie ist die Erklärung verschiedener Verhaltens- und Erlebensweisen auf der Grundlage von Persönlichkeitsmerkmalen. Im medizinischen Bereich ist von Bedeutung, wie Krankheit und Persönlichkeit zusammenwirken. So können sowohl Krankheiten und deren Behandlung Auswirkungen auf die Persönlichkeit haben, als auch Persönlichkeitsmerkmale Entstehung und Verlauf von Krankheiten beeinflussen.

■ *Die Persönlichkeit kann Einfluss auf Entstehung und Verlauf von Krankheiten haben und gleichzeitig können sich Krankheiten auf die Persönlichkeit auswirken.*

6.2. Modifikation der Persönlichkeit

Die Persönlichkeitspsychologie eröffnet neben der Diagnostik auch die Möglichkeit der Persönlichkeitsveränderung durch Psychotherapien. Unter Psychotherapie versteht man die Summe der psychologischen Verfahren zur Behandlung psychischer Auffälligkeiten oder seelisch bedingter Krankheiten (psychosomatische Erkrankungen).

■ *Die Wirksamkeit von psychotherapeutischen Techniken (Therapieeffizienz) hängt wesentlich von Diagnose und Indikationsstellung ab.*

Viele psychotherapeutische Techniken weisen keine spezielle Wirksamkeit auf. Bewährt haben sich besonders drei bekannte und wichtige Therapieansätze (Psychotherapeutische Schulen), die jeweils Sammelbegriff für verschiedene darin enthaltenen Einzeltechniken sind.

Psychotherapeutische Schulen:

- Tiefenpsychologisch orientierte Therapien
- Gesprächspsychotherapie
- Verhaltenstherapie

6.2.1. Tiefenpsychologisch orientierte Therapien

Unter diese psychotherapeutische Schule fallen die Psychoanalyse und die von ihr abgeleiteten Therapieverfahren, die alle auf dem psychoanalytischen Persönlichkeitsmodell (Freud) aufbauen. *Bewährte tiefenpsychologisch orientierte Therapien:*

- Individualtherapie (Adler)
- Analytische Psychologie (Jung)
- Neo-Psychoanalyse (Fromm)
- Primärtherapie (Urschrei-Therapie, Janov)
- Katathymes Bilderleben (Tagtraumtechnik, Leuner)
- Psychodrama (Gruppentherapie, Moreno)
- Balint-Gruppen (psychoanalytische Gruppentherapie für soziale Berufsgruppen)

Die Haupttechniken der Therapieformen bestehen aus der freien Assoziation und der Traumanalyse (Traumdeutung). Bei der freien Assoziation soll der Patient alle Gedanken und Gefühle äußern, die ihm gerade in den Sinn kommen. Dabei ist die Zensur des Ichs (Abwehrmechanismen) wahrscheinlich am geringsten ausgeprägt. Besonders wichtig für den Erfolg der Therapie ist die Beziehung zwischen Therapeut und Patient. Sie erlaubt dem Patienten, frühere und für ihn emotional wichtige Erfahrungen noch einmal zu durchleben. Die Beziehung ist meist von unbewussten Mechanismen wie Übertragung und Gegenübertragung geprägt. Übertragung ist die Bezeichnung für unbewusste Gefühle und Verhalten, die der Patient gegenüber dem Therapeuten entwickelt, also die Rolle, in der der Therapeut wahrgenommen wird (z.B. kontrollierender Vater). Gegenübertragung ist der umgekehrte Fall.

■ *In allen sozialen Berufen spielen unbewusste Übertragungs- und/oder Gegenübertragungs-Prozesse eine Rolle.*

Mit der Psychoanalyse nach FREUD nahm die moderne Psychotherapie ihren Anfang. Die Bedeutung des Unbewussten für menschliches Erleben und Verhalten und die Dynamik der Verdrängungs- und Abwehrmechanismen sind wesentliche Elemente der psychoanalytischen Theorie. Störungen werden als Ausdruck von Konflikten der Persönlichkeitsinstanzen begriffen (Neurosen) und entsprechend behandelt. Ziel der Therapie ist es, dem Patienten Einsicht in seine unbewussten Motive und Emotionen zu ermöglichen und somit verdrängte Konflikte bewusst zu machen. Dadurch wird erreicht, dass bestimmte Abwehrmechanismen und Symptombildungen nicht mehr nötig sind und der Patient beschwerdefrei wird.

■ *Bei der Psychoanalyse sollen unbewusste und verdrängte Konflikte bewußt gemacht werden.*

6.2.2. Gesprächspsychotherapie

Die Gesprächspsychotherapie (klientenzentrierte Psychotherapie nach Rogers) versucht mit speziellen Gesprächstechniken aktuelles Erleben und Fühlen des Patienten in Sprache umzusetzen. Dieses Verbalisieren soll dem Patienten zu neuen, eigenen Lösungen seiner Probleme verhelfen.

Formen von Gesprächspsychotherapien:

- Non-direktive Gesprächspsychotherapie (Tausch)
- Klienten-zentrierte Gesprächspsychotherapie (Rogers)
- Gestalttherapeutisch-orientierte Gesprächstherapie (Perls)
- Klientenzentrierte Gruppentherapie
- Erlebnistherapie (Gendlin)

■ *In der Gesprächstherapie sollen Erleben und Fühlen des Patienten in Worte gefasst ("verbalisiert") werden.*

Die Gesprächspsychotherapie geht davon aus, dass in jedem Menschen grundlegende Tendenzen angelegt sind.

Tendenzen des Menschen, an die die Gesprächspsychotherapie anknüpft:

- Psychischem Wachstum
- Persönlicher Reifung und
- Selbstverwirklichung

Durch einfühlendes Verstehen (Empathie), emotionale Wärme und Echtheit (Kongruenz) fördert der Therapeut den Prozess der Selbsterforschung. Diese ermöglicht dem Patienten, sich ohne Verzerrungen wahrzunehmen und ein neues besseres Selbstkonzept zu entwickeln. In sozialen Berufen spielt die Gesprächspsychotherapie als Grundlage für die patientenzentrierte Gesprächsführung eine wichtige Rolle (Krankenpflegeausbildung, Medizinerausbildung).

■ *Patientenzentrierte Gesprächsführung stammt aus der Gesprächspsychotherapie.*

6.2.3. Verhaltenstherapie

Die Verhaltenstherapie umfasst eine Vielzahl von Techniken, in denen lernpsychologische Erkenntnisse (Lerntheorien und Prinzipien wie klassisches Konditionieren, instrumentelles Lernen) für die Therapie psychischer oder psychogener Leiden genutzt werden. Verhalten umfasst dabei alle psychischen Abläufe (Erleben und Verhalten), die beobachtbar oder messbar sind

Grundannahmen der Verhaltenstherapie:

- Jedes Verhalten enthält wesentliche Anteile, die gelernt sind
- Fehlverhalten (z.B. Symptome) ist ebenfalls gelernt und kann deshalb auch "verlernt" werden.

Formen von Verhaltenstherapien:

- Kognitive Verhaltenstherapie (Kanfer)
- Systematische Desensibilisierung (Angstreduktion,Wolpe)
- Aversionstherapie
- Überflutungstherapie (Reizüberflutung bei Phobien)
- Verhaltenstherapie in Gruppen
- Selbstkontrollmethoden
- Selbstsicherheitstraining (Beseitigung von sozialen Ängsten und Interaktionsschwierigkeiten)

Man unterscheidet zwischen einer Verhaltenstherapie im klinischen Bereich und der Verhaltensmodifikation, die sich eher auf den pädagogischen Bereich bezieht.

Jede verhaltenstherapeutische Maßnahme basiert auf einer vorhergehenden Analyse des beobachtbaren Verhaltens (Ermittlung der Verhaltensabhängigkeit von Umweltreizen). Neuerdings werden in der Verhaltenstherapie auch nicht direkt beobachtbare Prozesse in die Therapie mit einbezogen (kognitive Verhaltenstherapie nach Kanfer). Der Patient lernt durch Selbstbeobachtung, Selbstbewertung und Selbstverstärkung sein Verhalten auf ein von ihm gesetztes Ziel hin zu verändern (self-management).

■ *Die Verhaltenstherapie und ihre Techniken sind die zentralen Therapiemethoden der Persönlichkeitspsychologie.*

7 Sozialpsychologie

Die Sozialpsychologie ist die Wissenschaft vom Erleben und Verhalten von Individuen, wie es sich in Beziehung zu anderen zeigt, bzw. wie es durch reale oder vorgestellte Anwesenheit anderer beeinflusst wird. Da kein Mensch alleine lebt oder gelebt hat, ist jede Psychologie immer gleichzeitig auch Sozialpsychologie.

■ *Jeder psychologische Prozess enthält immer gleichzeitig auch sozialpsychologische Aspekte.*

Viele Teildisziplinen der Psychologie sind von der Sozialpsychologie zu neuartigen Betrachtungsweisen angeregt worden (z.B. soziale Wahrnehmung, soziales Lernen). Die Erkenntnisse der Sozialpsychologie sind, obwohl auch Grundlagenfach, für alle anderen Grundlagen- und angewandten Fächer von großer Bedeutung. Auch für die Krankenpflege und besonders für die Beziehung zwischen Pflegenden und Patienten sind sozialpsychologische Erkenntnisse wichtig.

Sozialpsychologische Themen:

- Einstellungen
- Gruppendynamik
- Kommunikation und Gesprächsführung

7.1. Einstellungen (Attitüden)

Eine Einstellung ist die relativ stabile, gelernte Bereitschaft, bestimmte Objekte in einer bestimmten Weise wahrzunehmen. Objekte können Menschen, Gruppen, Situationen, aber auch leblose Dinge (z.B. Auto) sein. Es kommt dabei nur darauf an, mit welcher Wertigkeit das Objekt vom Einzelnen wahrgenommen wird (Valenz), nicht was es ist. Einstellungen sind nicht direkt beobachtbar, sondern nur aus Vorlieben und Vorurteilen erschließbar (erfragbar).

■ *Einstellungen dienen dem Menschen zur Orientierung in seiner sozialen Umwelt und sind gelernt.*

Beobachtet man an einem sympathischen Menschen Eigenschaften, die man persönlich ablehnt, so führt dieser Widerspruch zu einem Konflikt ("kognitive Dissonanz"). Um diesen Konflikt zu lösen, neigt man in diesem Fall dazu, die abgelehnten Eigenschaften zu "übersehen".

Merkmale von Einstellungen:

- Sie haben einen Inhalt (z.B. andere Nationalitäten)
- Sie haben eine Richtung: negativ oder positiv (z.B. Ablehnung von Liberalität)
- Sie sind gelernt (z.B. von Bezugspersonen in der Kindheit)

Da Einstellungen Reaktionsbereitschaften sind, wirken sie wie Motive und verändern somit das Verhalten. Ein Unterschied zu den Motiven liegt in der Möglichkeit zur Rationalisierung (Scheinbegründung) und zur Selbstrechtfertigung (z.B. bei Vorurteilen). Häufig kommt es zu Konflikten zwischen Einstellungen und Beobachtungen, die diesen widersprechen.

Solche widersprüchlichen Wahrnehmungen werden häufig bereits im Wahrnehmungsvorgang selbst verändert, d.h. die negativen oder auch positiven Wahrnehmungen werden an die jeweilige Einstellung "angepaßt" (z.B. durch Eliminierung der Beobachtung, also "Übersehen").

■ *Kognitive Dissonanz ist die Unvereinbarkeit von zwei Erkenntnisinhalten (Kognitionen).*

7.1.1. Vorurteile

Eine besondere Form der Einstellung ist das soziale Vorurteil. Vorurteile sind wertende stereotype Vorstellungen von bestimmten Menschen. Den betreffenden Personen werden bestimmte Eigenschaften zugeschrieben, die auch bei widersprechenden Erfahrungen kaum revidiert werden. Diese Starrheit deutet daraufhin, dass Vorurteile unbewusst Unsicherheit und Angst binden.

Vorurteile haben eine Orientierungsfunktion, erschweren aber in den meisten Fällen eine Kommunikation beträchtlich.

7.1.2. Einstellungsänderung

Einstellungsänderung, und damit auch Verhaltensänderung, ist das Ziel vieler sozialer Beeinflussungsversuche (z.B. zum Abbau von Vorurteilen). Hierbei räumt man der Vermittlung bzw. dem Erwerb neuer Informationen (Veränderung des kognitiven Aspekts) eine besondere Rolle ein. Allerdings können durch angemessen dosierte Informationen Einstellungsänderungen erreicht werden.

Einstellungen können durch Erzeugung von Furcht und Angst nicht geändert werden. Diese negativen Emotionen können höchstens unbewusste Abwehrmechanismen oder Abwehrreaktionen gegen die neuen Informationen hervorrufen und eine Aufnahme des Informationsinhaltes eher verhindert.

■ *Durch Erzeugung von Angst können Einstellungen meistens nicht dauerhaft verändert werden.*

Als relativ wirksames Verfahren zur Einstellungsänderung hat sich das aktive Vertreten der entgegengesetzten Einstellung erwiesen. Geeignet ist hier ein Rollenspiel mit freiwilliger Übernahme der entsprechenden Rolle.

7.2. Gruppendynamik

Gruppendynamik bezieht sich auf wirksame Kräfte innerhalb von Gruppen. Diese halten Prozesse innerhalb der Gruppe in Gang, wie z.B. Entstehung, Erhaltung oder Veränderung von Status oder Rollenbeziehungen.

7.2.1. Gruppe

Als Gruppe bezeichnet man sozialpsychologisch eine Anzahl von Personen, die über einen bestimmten Zeitraum ein gemeinsames Ziel verfolgen und in einer wechselseitigen Beziehung zueinander stehen.

■ *Eine Gruppe ist eine Anzahl von Menschen, die über eine gewisse Zeit in Interaktion stehen und ein gemeinsames Ziel verfolgen.*

Charakteristika von Gruppen:

- Definierte Zahl an Mitgliedern
- Gemeinsames Ziel
- Struktur (Rollenverteilung)
- Kommunikationswege
- Normen und Werte
- Gruppenzusammenhalt ("Wir-Gefühl")

Arten von Gruppen:

- Formelle und informelle Gruppen
- Primäre und sekundäre Gruppen

Formelle und informelle Gruppen

Bei formellen Gruppen sind Ziele, Normen und Rollen ausdrücklich und nach rationalen Kriterien festgelegt (z.B. militärische Einheit), bei informellen Gruppen bilden sich solche Merkmale spontan (z.B. Clique).

Primäre und sekundäre Gruppen

Die Primärgruppe ist durch gefühlsmäßige Bindungen und Zusammenhalt zwischen den Gruppenmitgliedern charakterisiert (z.B. Familie). Die Mitglieder einer Sekundärgruppe einen rationale Argumente.

7.2.2. Gruppenstrukturen

Unter Gruppenstrukturen versteht man die Gesamtheit der Merkmale oder Eigenschaften einer Gruppe und die Kriterien ihrer Anordnung (z.B. die Positionen der Mitglieder und deren Zielvorstellungen).

Die Gruppenstruktur "Kette" entspricht der in großen Unternehmen: der Kommunikationsweg verläuft von "oben" nach "unten".

Wichtiges Element der Gruppe ist die Kommunikationsstruktur. Von ihr hängen Leistung und Zufriedenheit der Mitglieder ab.

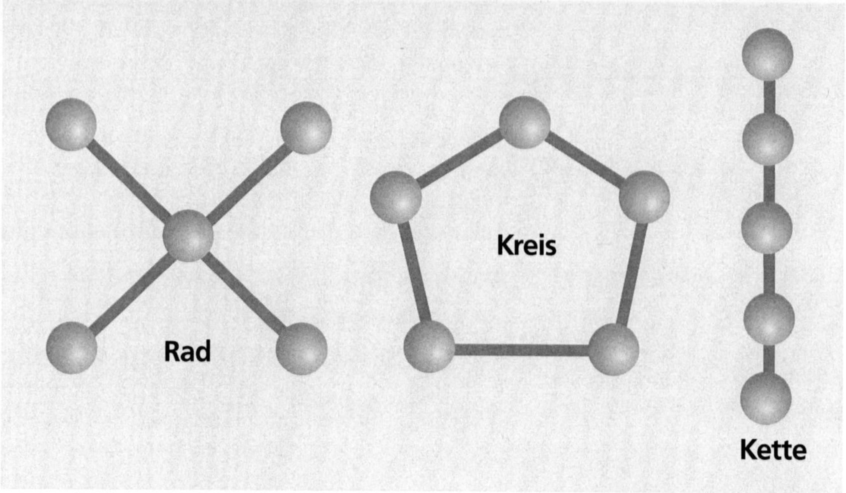

Abb. 13: Verschieden strukturierte Kommunikationsnetze

Die Gruppenleistung ist beim so genannten "Rad" am größten, vorausgesetzt die zentrale Person ist gut. Die subjektive Zufriedenheit ist bei den anderen Gruppenmitgliedern vergleichsweise gering. Anders ist dies beim "Kreis". Hier ist die Zufriedenheit der Mitglieder der Gruppe gleich hoch, die Leistung jedoch geringer als bei dem "Rad". Bei der "Kette" gibt es einen zentralen Leiter, der Informationen mit den anderen Gruppenmitgliedern austauscht. Diese können sich ihrerseits mit weiteren Mitgliedern austauschen, ohne dass der Leiter einbezogen wird.

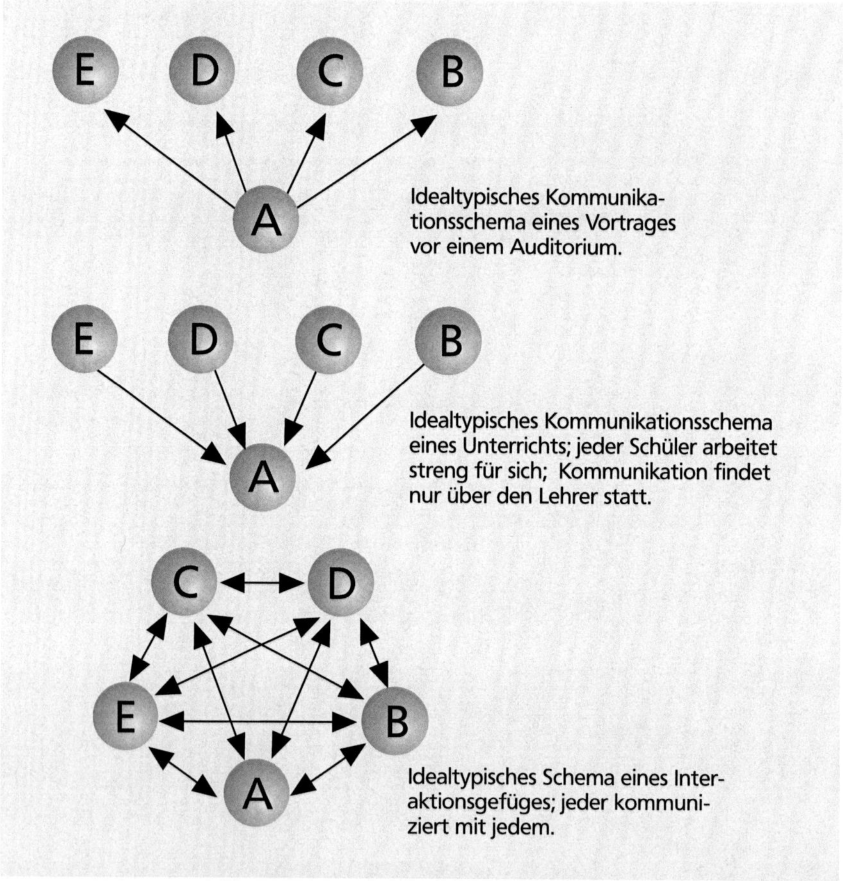

Abb. 14: 2 Idealtypische Kommunikationsschemata

Ähnliche Überlegungen ergeben sich aus dieser Abbildung. Auch hier stehen die jeweiligen Gruppenstrukturen im Dienst der Gruppenziele. Die Struktur der Gruppe kann mit Hilfe der Soziometrie (Bemessung von Zustimmung und Ablehnung) auch als so genannte Präferenzstruktur dargestellt werden. Die grafische Darstellung dieser Struktur wird auch Soziogramm genannt.

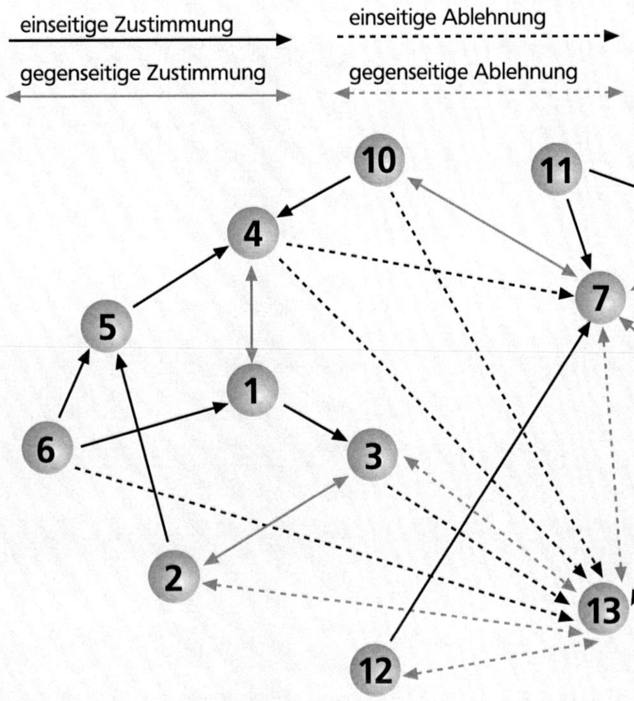

Abb. 15: Beispiel eines Soziogramm

7.2.3. Gruppennormen und Individuum

Für die Ausprägung der Gruppendynamik sind die geltenden Normen der Gruppe (z.B. Familie, Mannschaft) entscheidend. Normen haben Orientierungswert für das Verhalten der Einzelnen. Konformität ist das Ausmaß der Bereitschaft eines Individuums, sich an der Bezugsgruppe zu orientieren. Da jeder Mensch zumeist mehreren Gruppen angehört, besteht immer die Gefahr von Konflikten (Intra-Rollenkonflikten, Gruppendruck).

7.2.4. Führungseigenschaften

Ein Führer ist die Person in einer Gruppe, an die insbesondere zwei Erwartungen geknüpft sind (Rollenerwartungen).

Rollenerwartungen an einen Gruppenführer:

- Lenkung der Aktivitäten der Mitglieder in Richtung auf die Erreichung von Gruppenzielen
- Erhaltung der Gruppe (d.h. Sicherung ihres Zusammenhaltes und eines bestimmten sozial emotionalen Klimas)

Ein Führer ist das Produkt seiner eigenen Merkmale und der Eigenschaften der Geführten. Es gibt keine eigentliche "Führungspersönlichkeit". Häufig werden jedoch Feinfühligkeit, Flexibilität und Verantwortungsbewusstsein als Persönlichkeitseigenschaften von "guten" Führern aufgezählt.

Bedingungen von Führungseigenschaften:

- Anlage und Erfahrung des Führers
- Anlage und Erwartungen der Geführten
- Struktur und Ziele der jeweiligen Gruppe

7.3. Kommunikation – Interaktion

Kommunikation ist eine Sammelbezeichnung für Prozesse, die sich auf Informationsaustausch beziehen und damit die Bezeichnung für den Vorgang innerhalb eines Kommunikationssystems. Die Elemente eines solchen Kommunikationssystems stehen in einem funktionellen Zusammenhang.

Elemente eines Kommunikationssystems:

- Sender
- Empfänger
- Kommunikationsmodus oder -kanal
- Information
- Eine auf Empfang erfolgende Verhaltensänderung

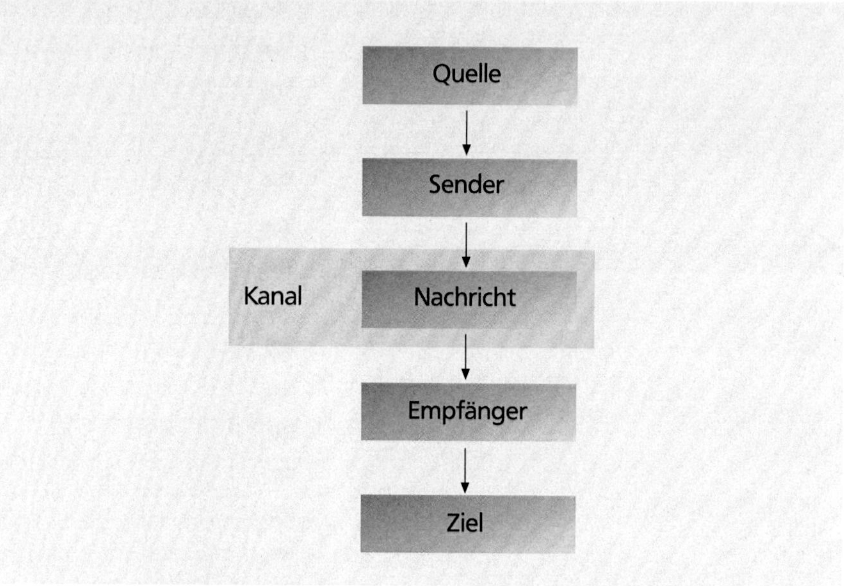

Abb. 16: Technologisches Kommunikationsmodell

Eine "Quelle" sendet über einen "Kanal" eine "Nachricht" an ein "Ziel", das über einen "Empfänger" verfügt. Der Eingang der Nachricht beim Empfänger oder Ziel wird rückgemeldet, woraufhin das Senden der Quelle fortgesetzt, beendet oder geändert wird.

Dieses technologische Kommunikationsmodell ist für die moderne Sozialpsychologie als Ordnungsinstrument wichtig geworden, wird jedoch der Komplexität menschlicher Kommunikationssituationen nicht gerecht. Der Mensch ist immer gleichzeitig "Sender" und "Empfänger". Menschliche Kommunikation ist ein kontinuierlicher Prozess, in dem zwischen zwei und/oder mehreren Partnern Informationen ausgetauscht werden, um Verhalten (z.B. Handlungen, Erwartungen, Einstellungen usw.) zu beeinflussen oder zu verändern. Kommunikation beinhaltet immer den Aspekt der Wechselwirkung (Interaktion). Die vom Empfänger aufgenommenen und verarbeiteten Informationen werden dem Sender rückgemeldet bzw. rückgekoppelt (Feedback).

■ *Bei der Kommunikation ist der Mensch immer gleichzeitig Sender und Empfänger.*

Kommunikation entspricht einem Kreisprozess, in dem die Beteiligten abwechselnd die Position des Senders und Empfängers einnehmen. Die menschliche Kommunikation dient dazu, das Verhalten der beteiligten Partner so zu ändern, dass gemeinsame Handlungsmöglichkeiten geschaffen werden können.

Manchmal werden die Begriffe Kommunikation und Interaktion synonym verwendet, da beide der Mitteilung dienen. Kommunikation unterscheidet sich durch eine explizite Mitteilungsabsicht.

■ *Man kann nicht nicht-kommunizieren*

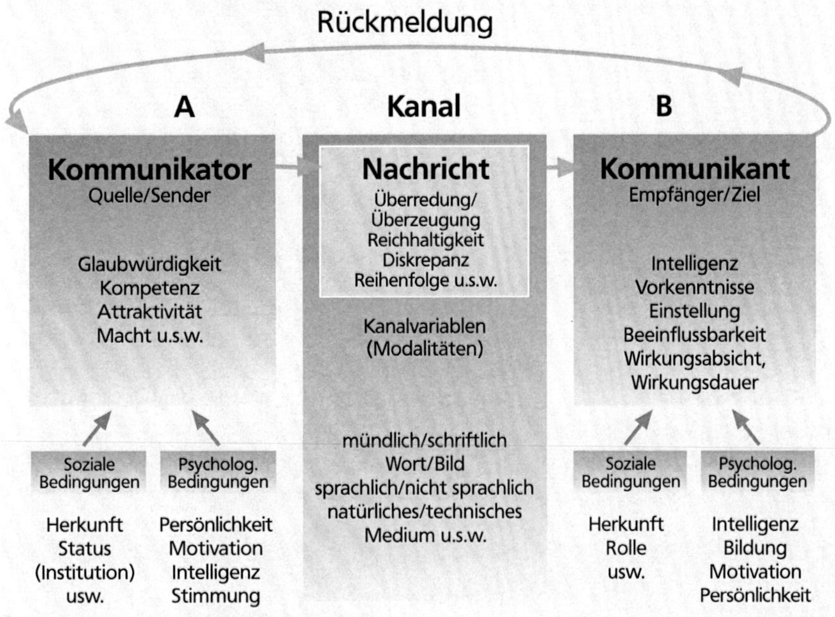

Abb. 17: Schema einer Kommunikation von A nach B

Das Verhalten von Kommunikator und Kommunikant unterliegt einer Vielfalt von sozialen und psychologischen Bedingungen. Daneben ist die Variable (Veränderliche) des Kommunikationskanals besonders wichtig. So muss z.B. zwischen verbaler und nicht-verbaler Kommunikation unterschieden werden.

7.3.1. Non-verbale und verbale Kommunikation

Unter non-verbaler Kommunikation werden alle Aspekte des Kommunikationskanals (Kommunikationswege) zusammengefasst, die nicht sprachlicher Art sind.

Aspekte der non-verbalen Kommunikation:

- Körperlicher Aspekt (z.B. Körperhaltung, Körperkontakt, Blickkontakt, Mimik, Gestik)
- Objektaspekte (z.B. Kleidung, Statussymbole)
- Räumliche Aspekte (z.B. räumliche Distanz zwischen Kommunikator und Kommunikant, Sitzordnung)

Die verbale Kommunikation bezieht sich auf alle sprachlichen Äußerungen. Dazu zählen geschriebene und gesprochene Informationen. Für zwischenmenschliches Handeln ist das gesprochene Wort von zentraler Bedeutung. Neben den sprachlichen Inhalten und deren Formulierungen (z.B. die Frageform) haben bei der verbalen Kommunikation auch so genannte paralinguistische Faktoren eine wichtige Aufgabe.

Paralinguistische Faktoren der verbalen Kommunikation:

- Lautstärke
- Sprachgeschwindigkeit
- Sprechpausen
- Stimmlage

Beim Gespräch zweier Personen kommt es immer auch zum Austausch non-verbaler Signale, meist ohne bewusste Kontrolle. Für den Verlauf der Kommunikation ist der non-verbale Kommunikationskanal von großer Wichtigkeit (z.B. Regulation der Aufmerksamkeit, Wechsel zwischen Sprechen und Zuhören, Unterstreichung der sprachlichen Aussage, Rückmeldung).

Die sprachlichen Äußerungen werden in der Regel von nicht-sprachlichen begleitet, ergänzt und verdeutlicht. Das führt zu einer Übereinstimmung von sprachlichen und nicht-sprachlichen Inhalten. Wenn dies nicht der Fall ist, kann es zu schweren Kommunikationsstörungen kommen.

■ *Bei einem Gespräch kommt es neben der verbalen immer auch zur nonverbalen Kommunikation.*

7.3.2. Kommunikationsstörungen

Die Handlungsaufforderung "Sei doch spontan" ist eine paradoxe Aufforderung. Der Beziehungsaspekt ist ein Befehl, auf der Inhaltsebene wird Spontaneität verlangt, die sich auf Befehl nicht erbringen lässt. Daraus entsteht eine Kommunikationsstörung bzw. Handlungsunfähigkeit. Solch eine gestörte Situation nennt man Beziehungsfalle (double-bind-Situation).

Unabhängig vom verbalen oder non-verbalen Kommunikationskanal kann bei jeder Kommunikation ein Inhalts- und ein Beziehungsaspekt unterschieden werden. Der Inhaltsaspekt bezieht sich auf Informationen, die ausgetauscht werden. Der Beziehungsaspekt bringt zum Ausdruck wie der Kommunikationspartner seine Beziehung zum anderen sieht. Teilweise decken sich verbale Mitteilungen mit dem Inhaltsaspekt, bzw. und non-verbale Mitteilungen mit dem Beziehungsaspekt der Kommunikation.

■ *Jede Kommunikation hat einen Inhalts- und Beziehungsaspekt.*

Widersprechen sich Inhalts- und Beziehungsaspekt, so kann es zu schwerwiegenden Kommunikations- und Verhaltensstörungen kommen.

Die menschliche Kommunikation hängt von verschiedenen Bedingungen ab. Entsprechend kann jede dieser Bedingungen Kommunikationsstörungen bewirken. Sie können sowohl alleine als auch in Kombination auftreten.

Mögliche Bedingungen von Kommunikationsstörungen:

- Eigenschaften des Kommunikators (z.B. Macht, Abhängigkeiten)
- Eigenschaften des Kommunikanten (z.B. Beeinflussbarkeit, Unehrlichkeit)
- Störungen des Kommunikationskanals (z.B. Sprachbarrieren wie Dialekt, Fachsprache)

■ *Kommunikation ist immer sehr störanfällig.*

In vielen Fällen lassen sich Kommunikationsstörungen beheben, wenn die betroffenen Personen über den Inhalts- und Beziehungsaspekt ihrer Kommunikation miteinander reden können. Dieses Vorgehen wird als Metakommunikation bezeichnet. Dafür muss jedoch die Kommunikationsstörung bekannt und bewußt sein sowie eine emotionsfreie Situation geschaffen werden. Dies ist selten ohne fremde Hilfe möglich (z.B. durch Supervision).

7.4. Gesprächsführung

Unter dem Begriff Gesprächsführung werden alle Mittel und Techniken zusammengefasst, mit denen eine verbale Kommunikation begonnen und aufrechterhalten werden kann.

Ziele der Gesprächsführung:

- Informationsgewinnung (Exploration)
- Kontaktaufnahme
- Aufbau einer vertrauensvollen Beziehung
- Beratung und Aufklärung
- Emotionale Stützung (z.B. des Patienten)

■ *Gesprächsführung muss gelernt und geübt werden.*

Ein Gespräch zwischen Schwester/Pfleger und Patient dient sowohl der Lösung sachlicher Probleme, als auch der emotionalen Unterstützung bei den vielfältigen Problemen eines Patienten. Je nach Zielsetzung des Gesprächs sind die Anteile der beiden Aspekte unterschiedlich.

Gesprächsformen in der Klinik:

- Aufnahme-Gespräch
- Abschluss-Gespräch
- Aufklärungsgespräch
- Visitengespräch
- Beratungsgespräch

Im täglichen Umgang mit den Patienten vermischen sich diese Gesprächsformen.

Unter Berücksichtigung der komplexen Kommunikationssituation hängt ein erfolgreiches und für den Patienten hilfreiches Gespräch von vielen Faktoren ab. Neben Umgebungsfaktoren (Gesprächsort, Anwesende) und der zur Verfügung stehenden Zeit, spielen die Grundeinstellungen (Grundhaltung) und die Gesprächstechniken bei der Gesprächsführung die größte Rolle. Ihre Bedeutung kann am Beispiel der klienten- oder patienten-zentrierten Gesprächsführung gezeigt werden.

7.4.1. Klienten- (Patienten-) zentrierte Gesprächsführung

Die klienten-zentrierte Gesprächsführung stammt aus der so genannten klienten-zentrierten Psychotherapie (Gesprächspsychotherapie). Diese Therapie setzt bestimmte Merkmale oder Einstellungen des "Therapierenden" voraus. Das gilt auch dann, wenn das Gespräch ein reines Informationsgespräch darstellt.

Grundvoraussetzungen eines erfolgreichen patienten-zentrierten Gesprächs:

- Echtheit oder Kongruenz (innere Übereinstimmung): die Pflegeperson sollte sich so geben wie sie ist, auch Spannungen und eigene Gefühle nicht unterdrücken, sondern konstruktiv zum Ausdruck bringen
- Vollständiges und bedingungsloses Akzeptieren des Patienten (Wertschätzung, Wärme, Achtung): die Pflegeperson sollte den Patienten annehmen wie er ist, ohne zu werten oder zu urteilen und außerdem Achtung und Anteilnahme zeigen
- Sensibles und einfühlendes Verstehen (Empathie): die Pflegeperson soll innere Anteilnahme und ein psychologisch aufgeschlossenes Verständnis für den Patienten aufbringen

■ *Echtheit, bedingungsfreies Akzeptieren und Empathie sind Grundvoraussetzungen für die klienten- oder patienten-zentrierte Gesprächsführung.*

Wenn diese Grundvoraussetzungen erfüllt sind und nicht-direktive Gesprächstechniken angewandt werden, kann gegenseitiges Vertrauen entstehen und das Selbstwertgefühl des Patienten wachsen. Dies führt zu Angstabbau und einer verbesserten Mitarbeit des Patienten bei seinem Heilungsprozess.

Hilfreiche Gesprächstechniken:

- Verbalisieren: Aufgreifen der Kommunikationsinhalte des Anderen und Wiederholung mit eigenen Worten
- Nicht-Direktivität: Meidung von Vorschlägen zur Problemlösung, von Lob und Tadel
- Konfrontieren: Aufzeigen von Widersprüchen im Verhalten der Patienten, aber ohne zu kritisieren oder zu belehren

Diese Gesprächstechniken kann man auch mit den Oberbegriffen aktives Zuhören oder Formulierung offener Fragen bezeichnen.

Nicht-direktive Gesprächstechniken, verbunden mit den oben genannten Bedingungen eines patienten-zentrierten Gesprächs, führen dazu, dass der Patient seine Gefühle und Ängste zu äußern wagt, dadurch Angst abbaut und neue eigene Wege zur Lösung von Problemen finden kann. Eine solche sensible Gesprächsführung ist besonders bei schwer kranken und sterbenden Patienten wichtig.

7.4.2. Typische Fehler bei der Gesprächsführung

Der größte Fehler liegt alleine schon in dem Versuch, die patienten-zentrierte Gesprächsführung ohne ausreichendes Training und Supervision anwenden zu wollen. Das Training ermöglicht der Pflegepersonen erst ein besseres Selbstverständnis (eigene Persönlichkeit und eigene typische Verhaltensweisen) und ein Verständnis von ihrer Wirkung auf andere.

Schlechte Ausgangsbedingungen der Gesprächsführung:

- Fehlendes Training und mangelnde Anleitung
- Schlechte äußere Bedingungen (z.B. Anwesenheit mehrerer Personen beim Gespräch, wenig Zeit, allgemeine Hektik)
- Mangelhafte Frage- und Formulierungstechniken (Verwendung von Suggestiv- oder Multiple-choice-Fragen)
- Fehlende positive Einstellung dem Patienten gegenüber (Antipathie)

Typische Fehler sind meistens personenspezifisch. Die Pflegeperson selbst kann diese im Prinzip nur in der Ausbildungssituation erkennen.

8 Psychologie des kranken Menschen

8.1. Gesundheits- und Krankheitspsychologie

In den letzten 25 Jahren sind psychologische Aspekte von Gesundheit und Krankheit wesentlich stärker in den Blickpunkt der Medizinische Psychologie gerückt. Daraus entwickelten sich die Krankheits- und Gesundheitspsychologie. Die Ihnen zu Grunde liegenden Modellvorstellungen gehen weit über die klassischen Krankheitsmodelle hinaus. Krankheitspsychologie beschäftigt sich mit den psychischen Begleiterscheinungen von körperlichen Erkrankungen im Rahmen von Prävention, Therapie und Rehabilitation.

Themen der Krankheitspsychologie:

- Psychologische Operationsvorbereitungen (Angstabbau)
- Allgemeine Krankheitsverarbeitung (Coping)
- Verbesserter Umgang mit Sterben und Tod

Die Gesundheitspsychologie versucht, den Gesundheitszustand der Bevölkerung zu verbessern und zu erhalten, um der Entstehung von Krankheiten vorzubeugen (Prävention).

Ziele der Gesundheitspsychologie:

- Aufklärung der Bevölkerung über Krankheiten und ihre Verhütung
- Identifizierung der Zusammenhänge von Ursachen und Erkennen von Krankheit (Ätiologie, Diagnose)
- Analyse und Verbesserung des Gesundheitssystems
- Mitgestaltung der Gesundheitspolitik

8.1.1. Krankheitsmodelle

Weder Ärzten noch Psychologen ist es bisher gelungen, eine allgemein akzeptierte und gültige Definition körperlicher und/oder psychischer Gesundheit bzw. Krankheit zu finden. Man unterscheidet weiterhin zwei verschiedene Krankheitsmodelle.

Krankheitsmodelle

- Medizinisches Modell
- Psychosoziales Modell

Merkmale des medizinischen Modells:

- Festlegung umschriebener Krankheitsbilder mit charakteristischer Ätiologie und Verlauf
- Interesse v.a. an organischen Ursachen der Krankheit (höchstens die auslösenden Bedingungen sind nichtorganisch)
- Verhaltensweisen werden als Symptome einer dahinter liegenden Erkrankung verstanden
- Der Patient ist an seiner Krankheit weitgehend schuldlos und daher nicht für sie verantwortlich

Das psychosoziale Modell dagegen stellt besonders nicht-organische Ursachen und die Bedeutung gesellschaftlicher Zusammenhänge in den Vordergrund.

Wegen der Unvereinbarkeit dieser Modelle haben Bundesgerichtshof und Bundessozialgericht folgende Definition für Krankheit festegelegt:

"Unter Krankheit versteht man jede Störung der normalen Beschaffenheit oder der normalen Tätigkeit des Körpers, die geheilt, d.h. beseitigt oder gelindert werden kann" Krankheit ist also ein regelwidriger körperlicher oder geistiger Zustand, dessen Eintritt Behandlungsbedürftigkeit und/oder Arbeitsunfähigkeit zur Folge hat.

Dabei ist die Regelwidrigkeit eines Körper- oder Geisteszustands bereits mit der Abweichung von der Norm gegeben, die zum Leitbild des gesunden Menschen gehört.

Gesundheit hat die Weltgesundheitsorganisation (WHO) definiert:

"Gesundheit ist der Zustand vollkommenen körperlichen, geistigen und sozialen Wohlbefindens und nicht allein das Fehlen von Krankheiten und Gebrechen"

Diese Definition ist fragwürdig, weil Gesundheit mit Wohlbefinden (auch soziales) gleichgesetzt wird.

Krankheit und Gesundheit sind also Urteile über physische oder psychische Erscheinungen. Diese Urteile werden vom Arzt, vom Einzelnen oder der Gesellschaft gefällt. Sie hängen von dem ab, was für das Normale oder die Norm gehalten wird.

Normbegriffe:

- Statistischer Normbegriff
- Ideeller Normbegriff
- Individueller Normbegriff

Statistischer Normbegriff

Der statistische Normbegriff geht von Häufigkeiten aus. Gesundheit bezieht sich auf die am häufigsten vorkommenden psychischen oder physischen Funktionen des Menschen. Krankheit ist die Abweichung von Durchschnittswerten (Definition eines "mittleren" Menschen).

Ideeller Normbegriff (Idealnorm)

Der Idealnorm liegen optimale oder idealistische Vorstellungen von Krankheit und Gesundheit zugrunde. Sie können, müssen aber nicht, an der Wirklichkeit vorbeigehen. Idealnormen sind z.B. von bestimmten Religionen oder Philosophien geprägt.

Individueller Normbegriff

Die individuelle Norm bezieht sich auf den einzelnen Menschen. Sie ist das Maß seiner eigenen Normalität. Krankheit lässt sich als Abweichung innerhalb der persönlichen Biographie, als Störung der bisherigen Lebensgeschichte oder als Identitätskrise interpretieren. An dieser Normvorstellung orientiert sich die ganzheitliche krankenpflegerische Tätigkeit, die immer in Beziehung zu der speziellen Situation des individuellen Patienten steht (z.B. patientenzentrierte Gesprächsführung).

Keiner dieser drei Normbegriffe kann Krankheit umfassend verständlich machen. Der Geltungsbereich der Normbegriffe ist jeweils sehr unterschiedlich. Alle haben Vor- und Nachteile. Vorsicht ist bei jeder Krankheitsdefinition anzuraten.

Krankenrolle

Soziale Rollen sind situationsabhängige Erwartungen an eine Person (Rollenträger). Die Erwartungen können sich auf das Verhalten des Rolleninhabers (Rollenverhalten) und auf seine Erscheinung richten (Rollenattribute). Jeder Rollenträger besitzt ein umfangreiches Rollenrepertoire, da er gleichzeitig immer mehrere Rollen auszufüllen hat.

Man kann zwischen formellen und informellen Rollen unterscheiden. Der formelle Rollenaspekt findet sich in öffentlichen, in der Gesellschaft oder in formellen Gruppen zugewiesenen Verhaltensweisen (z.B. Patientenrolle). Informelle Rollen nehmen Menschen in persönlichen Beziehungen ein (z.B. Freundesrolle). Krankheitsgewinn

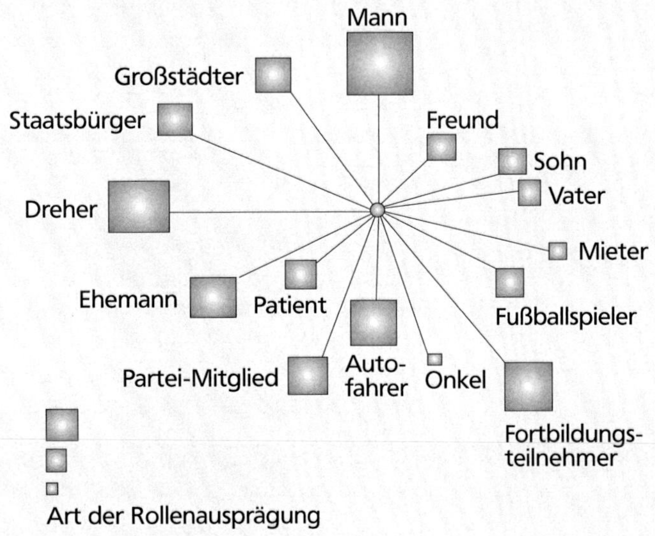

Abb. 18: Rollenrepertoire einer Person

Krankheitsgewinn

Krankheitsgewinn ist jeder direkte oder indirekte Vorteil ("Gewinn"), den ein Patient aus seiner Krankheit ziehen kann. Man kann den primären vom sekundären Krankheitsgewinn unterscheiden. Der primäre Krankheitsgewinn bringt eine vorteilhafte Veränderung der Beziehung zur Umwelt (z.B. "Flucht in die Krankheit"). Hinter primärem Krankheitsgewinn verbirgt sich häufig (oft unbewußt) ein tiefsitzender Konflikt. Wird dieser Konflikt auf Dauer nicht gelöst, kann er die Entwicklung von Neurosen fördern.

Der sekundäre Krankheitsgewinn bedeutet, dass die eingetretene Erkrankung nachträglich für den Kranken einen Vorteil erbringt (z.B. Schonung durch die Umwelt, Erregung von Aufmerksamkeit).

■ *Krankheitsgewinn ist ein direkter oder indirekter Vorteil, den ein Patient aus seiner Krankheit bzw. der Krankenrolle zieht.*

8.1.2. Patienten-Compliance

Compliance ist das Befolgen bzw. das Nichtbefolgen ärztlicher und/oder pflegerischer Ratschläge, also die Mitarbeit des Patienten.

Compliance bezieht sich auf:

- Verhalten bezüglich Medikamenteneinnahme
- Einhaltung von empfohlenen Maßnahmen
- Einwilligung des Patienten zu diagnostischen und therapeutischen Maßnahmen

Die Patienten-Compliance ist sie sowohl von großer volkswirtschaftlicher Bedeutung als auch für die aktuellen kurativen Maßnahmen sehr wichtig. Bei fehlender Compliance ist eine effektive Therapie und eine Beurteilung der Therapieeffizienz durch Ärzte praktisch unmöglich.

Die Compliance hängt von Art und Schwere der Erkrankung (Angst), dem Therapieplan und der sozialen und intellektuellen Situation des Patienten ab. Besonders wichtig ist eine positive Schwester/Pfleger-Patientenbeziehung (Vertrauen). Unverständliche Informationen (Terminologie, Beipackzettel) sowie der Mangel an Zeit für Beratung wirken sich nachteilig auf die Patienten-Compliancen aus. Die Patienten-Compliance lässt sich durch eine pädagogisch sinnvoll gestaltete Informationspolitik innerhalb des Krankenhauses und besonders durch eine warme (empathische) und aufrichtige Interaktion mit dem Patienten verbessern.

■ *Die Compliance ist wesentliche, unbedingte Voraussetzung jeder wirkungsvollen Therapie.*

Gesprächspsychotherapeutische und verhaltenstherapeutische Elemente (z.B. patientenzentrierte Gesprächsführung oder Techniken der Verhaltensmodifikation) können den Patienten dazu bewegen, Ratschläge und Empfehlungen von Pflegepersonal und Ärzten besser zu befolgen.

8.2. Krankheitsverarbeitung (Coping)

In den letzten Jahrzehnten werden zunehmend die psychischen und psychosozialen Reaktionen auf körperliche Erkrankungen untersucht. Diese Reaktionen werden als Verarbeitungs- und Anpassungsprozesse (Coping) bezeichnet. Sie treten bei fast allen körperlichen Erkrankungen in unterschiedlicher Stärke und Ausprägung ein. Diese Verarbeitungsprozesse helfen dem Patienten, die durch die Erkrankung entstehenden körperlichen und psychischen Belastungen zu bewältigen.

Somatische und psychosoziale Belastungen bei Krankheit:

- Verändertes Selbstbild (z.B. bei Behinderungen)
- Verändertes Körperschema (z.B. bei Mamma-Amputation)
- Gestörtes emotionales Gleichgewicht (z.B. Angst vor Krebs, Todesangst)
- Verletzungen oder Behinderungen mit ihren sozialen Folgen (z.B. Kommunikationsstörungen nach Laryngektomie)

8.2.1. Bewältigungsformen

Die vielen Bewältigungsformen bei körperlichen Erkrankungen lassen sich grob in drei Gruppen einteilen.

Intrapsychisch-emotionale Formen

Gefühlsorientierte Bewältigungsformen:

- Haltung bewahren (Selbstkontrolle, Selbstbeherrschung)
- Fatalismus (Aufgeben, Resignieren)
- Religiosität (Halt im Glauben)

Kognitive Bewältigungsformen

Bewältigung durch Denken:

- Problemanalyse (vernunftmäßiges Erkennen, Abwägen und Entscheiden)
- Ablenken (Beschäftigung)
- Valorisieren (sich selbst aufwerten, Erfolg suchen).

Handeln

Bewältigung durch Tun:

- Kompensation (ablenkende Wunscherfüllung)
- Rückzug (Isolieren, Sich-Abkapseln)
- Abreagieren (Wut ausleben, gestaute Aggressionen äußern).

Psychische Reaktionen auf körperliche Krankheiten

Bedingungen psychischer Reaktionen auf Krankheiten:

- Persönliche Lebensgeschichte (Biographie)
- Persönliche Krankengeschichte ("Patientenkarriere")
- Subjektive Wahrnehmung der aktuellen Erkrankung (Einstellung)
- Prämorbide Persönlichkeit (Dysfunktionalitäten in der Persönlichkeitsstruktur vor Ausbruch der Krankheit)
- Sozialer Zusammenhang (Kontext), in dem die Krankheit auftritt
- Alter und Geschlecht

Die Reaktionen können in Intensität und Ausprägung stark variieren. Wann eine Reaktion als pathologisch oder therapiebedürftig zu bezeichnen ist, hängt davon ab, wie der Patient, die medizinischen Disziplinen und die Gesellschaft jeweils Krankheit definieren. Die Schmerztoleranz des Patienten beispielsweise steht mit seiner Persönlichkeitsstruktur, Bedürfnislage, Erwartungen und Aufklärungsstand in engem Zusammenhang. Das Spektrum negativer emotionaler Reaktionen ist sehr breit.

Häufige emotionale Reaktionen auf Erkrankungen:

- Depressivität
- Angst
- Trauergefühle (z.B. bei Organverlusten)

Diese emotionalen Reaktionen beeinflussen den Verlauf von Krankheiten meist negativ. Sie sind deshalb häufig Gegenstand von Interventionsversuchen (z.B. durch psychotherapeutische Methoden).

Depressivität

Aus Depressivität entstehende Verhaltensweisen reichen von extremer Passivität und Resignation bis zum Versuch, die Klinik zu verlassen und die Behandlung abzubrechen.

Ängste

Neben Depressivität sind Ängste die häufigsten psychischen Reaktionen auf Erkrankungen. Sie tauchen bei den meisten Patienten auf. Besonders beachtet werden müssen die Angst vor Operationen und vor Eingriffen, die bei Bewusstsein erfolgen, sowie Phobien (z.B. Thanatophobie). Ängste beeinflussen je nach Ausprägung und Intensität Heilungsverlauf, Schmerzmittelgebrauch und Verweildauer im Krankenhaus.

Trauergefühle

Beim Verlust von Körperteilen (z.B. nach Amputationen) werden oft Trauerreaktionen beim Patienten beobachtet. Die Verarbeitung eines Verlustes im Sinne einer "Trauerarbeit" verläuft in Phasen, die durch spezielle Gefühlsreaktionen charakterisiert sind (z.B. Aggressivität). Hier ergeben sich für die Medizinische Psychologie und die Krankenpflege wichtige neue Aufgaben. Die Nichtbeachtung solcher Prozesse kann Heilung und Krankheitsbewältigung behindern.

8.2.2. Psychische Belastungen im Krankenhaus

Psychische Belastungen des Personals

Man kann davon ausgehen, dass Männer und Frauen, die sich für einen sozialen Beruf wie den der Krankenpflege entschieden haben, entsprechend motiviert sind und ungefähr wissen, "was auf sie zukommt". Dennoch entstehen während der Ausbildung und später im beruflichen Alltag psychische Probleme, die oft nur schwer zu bewältigen sind. Diese Schwierigkeiten am Arbeitsplatz haben oft auch Auswirkungen auf das Privatleben.

Im Gegensatz zum Arzt-Patient-Verhältnis ist das Krankenschwester-Patient-Verhältnis relativ spät untersucht worden. Dabei ergaben sich charakteristische Belastungssituationen im Krankenhausalltag, die von vielen ähnlich erlebt und verarbeitet werden.

Psychisch belastend ist die Krankenpflege von:

- Schwerkranken
- Sterbenden
- Kindern (insbesondere von krebskranken Kindern)
- Geriatrischen Patienten
- Psychiatrischen Patienten

Häufige psychische Reaktionen von Pflegenden:

- Ohnmachtsgefühle (Rollenkonflikte)
- Ärger und Schuldgefühle (z.B. Ärger über Angehörige)
- Ängste (z.B. Angst vor Kontrollverlust)
- Bewältigungsversuche der Angst (z.B. Bildung von Abwehrmechanismen)

Bei Angehörigen sozialer Berufe ist häufig das Burnout-Syndrom (Ausgebranntsein) anzutreffen. Besonders sind die Pflegepersonen betroffen, die ursprünglich sehr motiviert und engagiert waren. Das Burnout-Syndrom umfasst physische und psychische Veränderungen.

Symptome des Burnout-Syndroms:

- Bedürfnis nach Distanzierung von den Problemen der Patienten und dem täglichen Elend
- Abnehmende Motivation und Engagement
- Gefühle von Ohnmacht und Hilflosigkeit
- Unvermögen, nach der Arbeit abzuschalten
- Nervosität, Reizbarkeit, Aggressivität
- Depressivität
- Psychosomatische Reaktionen (Schlafprobleme, Magen-Darm-Beschwerden u.a.)

Hauptursachen für das Burnout-Syndrom:

- Defizite in der sozialen Anerkennung
- Benachteiligte Position innerhalb der Krankenhaushierarchie
- Schlechte Bezahlung
- Unsichere Berufsidentität

Psychische Belastungen der Patienten

Die Krankenhausaufnahme ist für die meisten Menschen ein belastendes und angstauslösendes Ereignis. Bewältigungsstrategien müssen erst entwickelt werden.

Wie bei Krankheiten sind die häufigsten psychischen Reaktionen auch hier Ängste (bzw. Furcht).

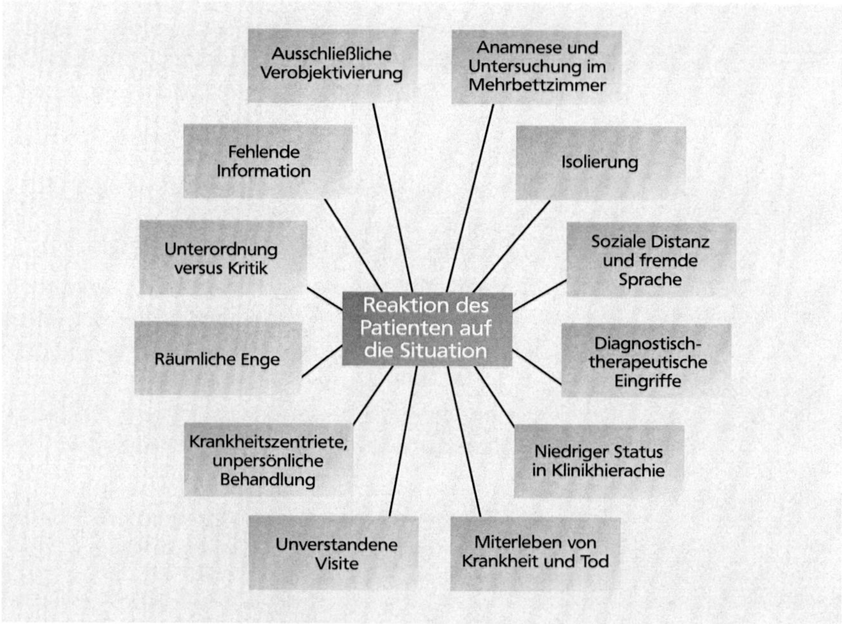

Abb. 19: Ursachen für psychische Belastungen des Patienten im Krankenhaus

Häufige Gegenstände von Angst:

- Verlust eines Sinnesorgans
- Verlust eines inneren Organs
- Falsche Medikation und Behandlung
- Möglichkeit des Todes

Daneben müssen sich Patienten häufig mit Hoffnungslosigkeit und Hilflosigkeit auseinander setzen.

Hilfosigkeit ist das Gefühl, Handlungsziele im Augenblick nicht erreichen zu können. Die Patienten spüren subjektiv einen Verlust der Kontrolle über die Umwelt und die eigene Person.

Hoffnungslosigkeit beinhaltet den totalen Verlust von Handlungszielen und damit Handlungsunfähigkeit. Hoffnungslosigkeit ist ein Bündel von negativen Erwartungen für die eigene Person und das Leben.

8.3. Psychologie des Todes (Thanato-Psychologie)

Das Bewusstsein der eigenen Sterblichkeit, also der Endlichkeit individueller Existenz, hat die Menschheit schon immer stark beschäftigt. Zweitausend Jahre blieb im Abendland die Einstellung der Menschen zum Tod fast unverändert. Der Tod ("Gevatter Tod") war ein vertrauter Begleiter. Seit dem 19. Jahrhundert ist der Tod zunehmend angsteinflößend und in der heutigen leistungsorientierten Gesellschaft beinahe tabuisiert.

Die Thanatologie (Thanatos, griech. = Tod) umfasst alle menschlichen Aktivitäten im Zusammenhang mit Tod und Sterben. Dazu gehören die Betrachtung von kulturspezifischen Beerdigungsritualen, der Gestaltung der Friedhöfe und des Erlebens des Sterbenden selbst.

■ *Kenntnisse der Thanato-Psychologie sind für alle sozialen Berufe, insbesondere für das Krankenpflegepersonal, existentiell wichtig.*

Die Thanato-Psychologie beschäftigt sich insgesamt mit den Erlebens- und Verhaltensweisen des Einzelnen bezüglich Tod und Sterben.

Themen der Thanato-Psychologie:

- Sterbebeistand (Orthothanasie = Hilfe beim "guten" Sterben)
- Suizid (Selbsttötung)
- Trauerreaktion
- Todeswahrnehmungen und Einstellungen zum Tod (Todesangst)

Alle mit Sterben konfrontierten Personengruppen (Pflegepersonal, Ärzte) sind großen psychischen Belastungen ausgesetzt und neigen zur Verdrängung. Bereits die gedankliche Beschäftigung mit Tod oder Sterben löst bei den meisten Menschen Abwehrmechanismen aus.

8.3.1. Sterbebeistand

Sterbebeistand ist ein Oberbegriff für alle Aktivitäten der Pflegenden, Ärzte und Angehörigen, die dem sterbenden Patienten ein "gutes" Sterben ermöglichen (Orthothanasie). Unter Sterbehilfe fallen auch die Begriffe aktive und passive Euthanasie. Das Thema Sterben erfährt in der Öffentlichkeit heute zunehmende Bedeutung.

Gründe für die Aktualität des Themas Sterben:

- Verletzung der Menschenwürde des Sterbenden
- Anwachsen der Zahl der älteren Menschen in den Industrienationen (s. Demographie)
- Steigende Anzahl der im Krankenhaus Sterbenden (50 - 60 %)

Es verletzt die Menschenwürde des Sterbenden, wenn seine Ängste und Bedürfnisse nicht beachtet werden. Um die Erforschung von Phasen, Bedürfnissen und Emotionen von Sterbenden hat sich insbesondere Elisabeth Kübler-Ross sehr verdient gemacht.

Zeitliche Abfolge der Sterbephasen nach Kübler-Ross:

- Abwehr (Nicht-Wahrhaben-Wollen)
- Zorn (Sich-Aufbäumen)
- Verhandeln
- Depression und Verzweiflung (Trauer)
- Zustimmung und Hoffnung (Sich-Fügen)

Diese emotionalen Phasen werden nicht von allen Patienten in gleicher Form, Dauer und Abfolge durchlebt. Sterben ist ein Prozess mit wechselnden emotionalen Phasen, der von Art und Schwere der Erkrankung, Krankheitsdauer, Persönlichkeitsmerkmalen und vielen psychosozialen Umständen (z.B. Krankenhausumgebung, Verhalten von Angehörigen) abhängt.

Hauptproblem sterbender Patienten ist die Angst vor Vereinsamung (Abgeschobensein), nicht die Angst vor Schmerzen oder dem Sterben selbst. Häufig geht dem biologischen Tod des Patienten der soziale Tod voraus. Die Vereinsamung entsteht aus der Unfähigkeit und Hilflosigkeit aller Beteiligten sowie der Vorstellung, dass ein Gespräch über das Sterben bei den Betroffenen zu negativen Gefühlen führt. In der Regel aber ist der Patient dankbar für jede adäquate Kommunikation und jeden Dialog.

■ *Durch die Hilflosigkeit der Beteiligten kommt es häufig zur quälenden Vereinsamung des Sterbenden.*

Die Gesamtsituation von Sterbenden hängt zum einen von den zeitlichen und personellen Möglichkeiten im Krankenhaus ab. Zum anderen sollten Pflegepersonal und Ärzte eigene Abwehrmechanismen gegen die Ängste vor Tod und Sterben kennen.

8.3.2. Selbsttötung (Suizid)

In Deutschland sterben jährlich etwa 13.000 Menschen durch Suizid. Die Zahl der Suizidversuche wird mindestens auf 130.000, also zehnfach höher, geschätzt. Beide Zahlen entstammen amtlichen Statistiken. In Wirklichkeit dürfte die Dunkelziffer noch weitaus höher liegen.

Bei Jugendlichen steht der Suizid noch vor den Unfällen an erster Stelle der Todesursachen. Bei ihnen, sowie bei Kindern und älteren Menschen nimmt die Suizidquote in den letzten Jahren zu.

■ *Die Zahl der Suizidversuche liegt mindestens zehnmal höher als die Zahl der vollendeten Suizide.*

Der Großteil der suizidgefährdeten Patienten kommt mit Ärzten und Pflegepersonen in Berührung. Die sind oft wenig oder nicht auf dieses Thema vorbereitet und sehen sich dadurch starken Emotionen ausgesetzt.

Emotionen des Personals gegenüber suizidgefährdeten Patienten:

- Hilflosigkeit
- Ohnmachts- und Schuldgefühle
- Ängste
- Aggressionen

Suizidgefährdete Personen durchlaufen häufig eine depressive Entwicklung, die durch kritische Lebensereignisse ausgelöst wurde.

Merkmale von suizidgefährdeten Patienten:

- Seit langem verunsicherte Persönlichkeiten
- Akute Ängste und Selbstzweifel
- Vereinsamung und Isolierung (vergebliches Streben nach Kontakt und Wärme)
- Hoffnungslosigkeit

Je nach Anlass, Verlauf und Durchführung lassen sich verschiedene Arten des Suizid unterscheiden.

Suizid-Formen:

- Bilanz-Suizid
- Kurzschluss-Suizid
- Suizid als Hilferuf

■ *Suizidideen und Suizidankündigungen eines depressiven Menschen müssen in jedem Fall ernst genommen werden.*

Das Hauptproblem der Suizidprävention liegt darin, die Suizidgefährdung einer Personen überhaupt zu erkennen. Leider ist bisher eine genaue Vorhersage über einen Suizid nicht möglich, jedoch gibt es Risikofaktoren.

Suizid-Risikofaktoren:

- Vorhergehende Suizidversuche
- Suizid in der Familie oder näheren sozialen Umgebung
- Ausgeprägtes Schulderleben oder Selbstbezichtigungen
- Plötzliche Reduzierung mitmenschlicher Beziehungen (Isolierung)
- Aggressionshemmung und Autoaggression
- Selbstmordphantasien

Suizid-Prophylaxe:

- Erkennen suizidaler Risikofaktoren
- Möglichst frühe Kontaktaufnahme zu einer suizidgefährdeten Person
- Schaffung von Kriseninterventionszentren (Telefonseelsorge)
- Veränderungen der Lebensbedingungen, die das Suizidrisiko erhöhen
- Therapeutische Maßnahmen unmittelbar nach einem Suizidversuch (z.B. durch intensive Nachbetreuung)

8.3.3. Trauer

Unter Trauer versteht man den gesamten emotionalen Prozess nach einem Verlusterlebnis. Der Trauerprozess ("Trauerarbeit") ist der innerpsychische Vorgang der Loslösung von einem "Liebesobjekt". Dieses ist in der Regel eine nahe stehende Person, kann jedoch auch ein Tier sein. Darüber hinaus können bei Amputationen (z.B. Mamma-Amputationen) psychische Reaktionen auftreten, die identisch mit Trauerreaktionen sind. Trauerreaktionen sind häufig von starken psychosomatischen Symptomen begleitet.

Psychosomatische Symptome von Trauer:

- Depressionen
- Schlafstörungen
- Kopfschmerzen
- Nervosität
- Appetitlosigkeit

Phasen der Trauerarbeit:

- Schock und Erstarrung
- Intensive Trauer
- Reintegration (neue Zielbildungen)

Schock und Erstarrung

Die Phase des Schocks und der Erstarrung wirkt wie eine emotionale Amnesie (Gedächtnisstörung). Trauergefühle gelangen so nicht in das Bewusstsein und erlauben dem Trauernden eine relativ emotionale Stabilität. Viele Trauernde wirken in dieser Phase sehr gefaßt. Nach einiger Zeit löst sich die Erstarrung und der Trauernde tritt in die Phase intensiver Trauer ein.

Intensive Trauer

Inhalte der Phase intensiver Trauer:

- Gedankliche Suche nach dem Verstorbenen
- Visuelle und auditive Halluzinationen
- Aggressivität (auch Autoaggression)
- Schuldgefühle (Versagensgefühle)
- Wut und Ärger
- Verzweiflung, Apathie und Ziellosigkeit

Reintegration

Die Phase der Reintegration beinhaltet:

- Aufbau einer Kontinuität
- Neue Zielbildungen (z.B. Partnersuche)

Der Verstorbene wird "aufgegeben", ohne dass der Trauernde das "aufgegeben" hat, was der Verstorbene für ihn bedeutete. Trauer wird vermutlich nie ganz vergehen, sondern nur auf andere Inhalte bezogen, die mit dem Verstorbenen in enger Beziehung standen. Zu Jahrestagen oder Geburtstagen können Trauerreaktionen mit entsprechenden psychosomatischen Symptomen reaktiviert werden. Der Trauerprozess verläuft individuell unterschiedlich.

Einflussfaktoren auf den Trauerprozess:

- Kindheitserfahrungen mit Tod, Sterben und Verlusten
- Lebenskrisen vor dem Verlust
- Beziehung zum Verstorbenen
- Todesmodalität (Zeitpunkt, Todesart, z.B. Suizid)
- Alter und Geschlecht
- Persönlichkeit des Verstorbenen
- Glaubensüberzeugungen
- Kulturelle und familiäre Faktoren

8.3.4. Todesangst

Todesangst ist eine globale Bezeichnung für Ängste im Zusammenhang mit Tod und Sterben. Der Begriff wird nicht einheitlich verwendet. Synonyme sind Todesfurcht, Angst vor dem Tod, Angst vorm Sterben. Todesfurcht entsteht bei akuten Bedrohungen (z.B. bei Soldaten in Kriegshandlungen).

Richtungen der Todesangst:

- Angst vor dem eigenen Tod (Endlichkeit des eigenen Lebens)
- Angst vor dem Tod anderer (vgl. Trauer)
- Angst vor dem eigenen Sterben (Prozess des Sterbens, Angst vor Schmerzen)
- Angst vor dem Sterben anderer (Mitleiden besonders bei Pflegepersonen und Ärzten)
- Aspekte der Todesangst:
- Angst vor körperlicher Zerstörung (z.B. Obduktion)
- Angst vor Totem oder Toten (z.B. auf Friedhöfen)
- Angst vor Scheintod
- Angst vor dem Unbekannten (z.B. Jenseits)

Die Ausprägung der Todesangst hängt ab von verschiedenen individuellen und sozialen Variablen.

Variablen, die Todesangst beeinflussen:

- Soziographische Variablen (z.B. Alter, Geschlecht, Beruf)
- Kulturelle Variablen (z.B. Religion, Religiösität)
- Persönlichkeitsvariablen (z.B. allgemeine Ängstlichkeit, Verdrängungsneigung, Lebenszufriedenheit)
- Gesundheitszustand

In der Medizin spielt die Todesangst von Patienten in den verschiedensten Bereichen eine große Rolle.

Todesangst in Medizin und Pflege:

- Bei chronischen und lebensbedrohlichen Erkrankungen
- Vor Operationen (z.B. Angst, nicht mehr aus der Narkose zu erwachen)
- Angesichts Krebsvorsorgeuntersuchungen
- Anlässlich der Patientenaufklärung ("Wahrheit am Krankenbett")
- Als Element bestimmter psychiatrischer Erkrankungen (z.B. Thanatophobien)

Die bei Patienten vermutete Todesangst löst bei Pflegepersonen häufig eigene Ängste und Abwehr- und Bewältigungsstrategien aus. Oft erschweren diese die nötige Kommunikation mit dem Patienten oder machen sie unmöglich.

Der Einsatz von therapeutischen Techniken zur Todesangstminderung ist in vielen Fällen sinnvoll. Hier gibt es viel versprechende Ansätze (z.B. geleitete Vorstellungen über Sterben und Tod, Sterbemeditation).

8.4. Psychologie des kranken Kindes

Mangels Lebenserfahrung und Fähigkeit zur Reflexion sind Kinder im Krankenhaus besonderen psychischen Belastungen ausgesetzt.

Einflussfaktoren auf psychische Belastungen von kranken Kindern:

- Art und Schwere der organischen Erkrankung
- Lebensalter der Kinder
- Entwicklungsstand
- Verhalten der Eltern und Familienangehörigen
- Verhalten von Pflegepersonen und Ärzten

Mit psychischen Belastungen kranker Kinder beschäftigt sich die Pädiatrische Psychologie, ein neuer Zweig der Medizinischen Psychologie.

Inhalte der Pädiatrischen Psychologie:

- Kindliches Körperkonzept (Vorstellung des Kindes in verschiedenen Lebensaltern über den eigenen Körper und seine Funktionsweise)
- Kindliche Krankheitskonzepte (Vorstellung über Krankheiten, Operationen, Symptome, Ansteckung; z.B. Krankheit als Bestrafung)
- Kindliche Todeskonzepte (Vorstellung über die Endlichkeit des eigenen Lebens, Todesangst)
- Entstehung kindlicher Ängste vor ärztlichen Eingriffen (Einfluss der Eltern, Erziehungspraktiken, Vorbilder)
- Situation des Kindes im Krankenhaus (allgemeine Krankenhaussituation, Trennung von Bezugspersonen)
- Gesundheitserziehung

8.4.1. Kind im Krankenhaus

Die Krankenhausaufnahme stellt für das Kind in der Regel eine starke Belastung dar, die später zu schweren Ängsten (Phobien) und Verhaltensauffälligkeiten führen kann.

Verhaltensauffälligkeiten des Kindes im Krankenhaus:

- Weinen
- Angstreaktionen
- Emotionale Verstimmung
- Einnässen
- Schlafstörungen
- Nägelkauen

Die Auswirkungen eines Krankenhausaufenthaltes werden von individuellen, personellen und institutionellen Faktoren bedingt. Von ihnen hängt die Verarbeitung des Krankenhausaufenthaltes ab, wobei das Lebensalter der wesentliche Faktor zur Beurteilung der Situation des Kindes im Krankenhaus ist.

Negative Einflussfaktoren auf die Situation des Kindes im Krankenhaus:

- Trennung (z.B. strikte Besuchszeiten statt Rooming-in)
- Mangel an Beziehungen (z.B. zu anderen Kindern auf der Station und zum Pflegepersonal) und damit an Ausdrucksmöglichkeiten von Gefühlen
- Sensorisch-motorische Einschränkungen (z.B. Behinderung aufgrund der Krankheit bzw. der Behandlungsmaßnahmen, räumlichen Ausstattung, Spielzeug)
- Negative Vorstellungen vom Krankenhausaufenthalt (z.B. Trennungsvorstellung und Vorstellung von Bestrafung, Todesangst)
- Negative Eltern-Kind-Beziehung (z.B. in Folge der Erziehungsstile: Überbehütung versus Vernachlässigung)
- Ungeschicktes aktuelles Verhalten der Eltern (z.B. Zeigen eigener Ängste oder von Misstrauen in die Behandlung)
- Schwere Krankheit und Behandlung (z.B. operative Eingriffe, Intensivstation)
- Frühere negative Erfahrungen des Kindes (z.B. Krankenhauserfahrung, Traumata)
- Unvertrautheit mit den Krankenhausgegebenheiten (z.B. Apparate, Behandlung, Pflegepersonal)

Positive Einflussfaktoren auf die Situation des Kindes im Krankenhaus:

- Anwesenheit der Eltern (z.B. bei der Aufnahme, bei dem Weg zur Station, am OP-Tag)
- Ruhiges und gelassenes Verhalten der Eltern
- Adäquate Aufklärung der Eltern und des Kindes
- Großzügige Besuchszeitenregelung
- Spieltherapeutische Möglichkeiten

Die wirksamste Maßnahme zur Verhütung negativer Folgen von Krankenhausaufenthalten bei Kindern ist das Rooming-in (Mitaufnahme der Mutter oder einer anderen Bezugsperson).

8.4.2. Operationen bei Kindern

Die Reaktionen von Kindern auf Operationen vorherzusagen (z.B. Schätzung der Angst) ist schwierig, weil grundlegende Probleme des Krankenhausaufenthaltes (Trennung von der Mutter oder spezielle Rahmenbedingungen) damit vermischt sind. Das Lebensalter hat darauf einen großen Einfluss. Vorschulkinder zeigen sich meistens erregter als Kinder im Schulalter.

Der Vorteil von Rooming-in ist zwar unbestritten. Kinder, bei denen die Mutter zugegen ist, sind am Abend und am Morgen vor der Operation häufig ruhiger als andere Kinder. Dies ändert sich aber oft bei der Ankunft im Operationsvorbereitungsraum. In dieser Situation ist es wichtig, durch entsprechende Vorbereitungsmaßnahmen und Techniken die Ängste der Kinder zu mindern.

Techniken zur Beruhigung von Kindern vor Operationen:

- Bereitstellung einer Bezugsschwester
- Gruppentreffen von Kindern auf der Station
- Information mit Hilfe von Puppen bzw. Puppenspielen oder Filmen
- Modellfilme (z.B. von der Aufnahme eines Kindes bis zur Entlassung)
- Fotobilderbücher
- Informationen und adäquate Aufklärung durch Pflegepersonal und Ärzte

Einführung in die Soziologie

9 Grundbegriffe der Soziologie

Soziologie wird erst seit dem 19. Jahrhundert betrieben. Bevor das Fach entstehen konnte, blühte im 17. und 18. Jahrhundert das naturwissenschaftliche Denken auf. Die Überzeugung, dass die Ordnung der Welt "gottgegebenen" sei, musste erst allmählich schwinden, bevor man beginnen konnte, gesellschaftliche Zustände kritisch zu hinterfragen.

Der Pariser Auguste Comte (geb. 1798) prägte den Begriff Soziologie und gründete das Fach als eigenständige Wissenschaft. Ihm widerstrebte es, Gesellschaft entweder aus rein philosophischer oder rein naturwissenschaftlicher Perspektive zu betrachten. Um die Eigenständigkeit des Faches zwischen diesen beiden Perspektiven zu betonen, wählte er den Namen "soziale Physik". Comte betrieb Soziologie mit dem Ziel, eine stabile, harmonische Ordnung herzustellen. Zu diesem Zweck wollte er mit naturwissenschaftlichen Methoden Erkenntnisse über die Gesellschaft gewinnen.

9.1. Definition der Soziologie

Soziologie ist die Wissenschaft vom Zusammenleben.

Der Begriff Soziologie besteht aus einem lateinischen Teil: socius, das in etwa "auf Gefährten bezogen" bedeutet, und einem griechischen Teil: logos, das frei übersetzt "Kundigkeit" heißt.

Soziologen beschäftigen sich ganz allgemein mit Interaktionen, wie sie "im Kleinen" zwischen einzelnen Personen oder "im großen" zwischen Organisationen stattfinden. Hier liegt auch der Unterschied zwischen den Wissenschaften Psychologie und Soziologie: erstere interessiert sich für den Einzelnen, letztere für wechselseitig bezogenes Handeln von Einzelnen und Gruppen. Erst im Handeln von Individuen oder Organisationen entstehen soziale Gebilde, und erst im Handeln bestehen sie fort oder wandeln sich.

Gemeinschaft und Gesellschaft

Soziale Gebilde lassen sich in zwei Formen unterteilen: Gemeinschaften und Gesellschaften. Sie unterscheiden sich in dem Kriterium der inneren Bindung: beruht die Verbundenheit der jeweiligen Mitglieder auf Gefühlen und Tradition, wie z.B. in Familien, spricht man von Gemeinschaft. Die Entstehung dieser sozialen Gebilde nennt man Vergemeinschaftung. Sind es rationale Argumente, die die Mitglieder einer Gruppe einen, z.B. in Arbeitsverhältnissen, spricht man von Gesellschaft. Der Bindungsprozess heißt Vergesellschaftung.

Bereits die Alltagserfahrung lehrt, dass es in beiden Formen sozialer Gebilde zu Überschneidungen zwischen emotionaler und rationaler Bindung kommt.

Das Interessensgebiet der Soziologie erstreckt sich auf:

- Bedingungen und Strukturen sozialen Handelns
- Formen der Vergemeinschaftung und Vergesellschaftung, wie sie aus sozialem Handeln resultieren
- Soziale Prozesse, die diese sozialen Strukturen fortbestehen lassen oder ihren Wandel bewirken

9.1.1. Zentrale Fragestellungen und Grundannahmen

Jede Erkenntnis, die die Soziologie trifft, muss auf die vorausgegangene Theorie und die Methode der Erkenntnisgewinnung bezogen sein.

Auch die Soziologie strebt an, mittels der gewonnenen Erkenntnisse die Wirklichkeit zu verbessern. Dabei stellt sich immer die Frage, welcher Ideologie die Vorstellung von "schlecht" und "besser" entstammt.

Von Anfang an war die Art und Weise, Soziologie zu betreiben, sowie die jeweilige "ideologieabhängige" Zielsetzung sehr vielfältig. Das macht es so schwer, griffige Aussagen, "Ist-Zustände" oder universelle Wahrheiten zu formulieren. Alle wissenschaftlichen Erkenntnisse sind abhängig von der Perspektive (Theorie), unter der man sie gewonnen hat.

Die Behauptung, die Wirklichkeit "ganz" und "objektiv" erfasst zu haben, wird nie möglich sein. Jede Wahrnehmung, also auch die, die zu soziologischen Erkenntnissen führt, ist immer bereits von Vorstellungen oder Voranahmen geprägt. Je nach Theorie, Schule oder Ansatz können sich der Gegenstand einer soziologischen Untersuchung, die Methode und entsprechend auch die Aussage unterscheiden.

Die vielen verschiedenen soziologischen Ansätze haben jedoch bestimmte zentrale Fragestellungen gemeinsam.

Zentrale Fragestellungen der Soziologie

- Wie lässt sich die Wirklichkeit wahrnehmen, einordnen und beeinflussen (Praxiszugang)?
- Wie kommt es zu gesellschaftlichen Veränderungen?
- Wie kommt es zu Ungleichheit zwischen den Menschen?
- Inwieweit ist die Wissenschaft von Ideologien geprägt?

Dabei geht jede soziologische Untersuchung von vorneherein von bestimmten Grundannahmen aus.

Grundannahmen der Soziologie:

- Der Mensch ist sowohl eine eigene Person als auch ein soziales Wesen.
- Seine gesellschaftliche Umwelt besteht aus einem materiellen und einem kulturellen Anteil. D.h. der Mensch findet diese einerseits bereits bei seiner Geburt vor, andererseits gestaltet er sie durch seine Teilhabe mit Körper und Geist mit.

9.1.2. Teildisziplinen und Ansätze in der Soziologie

Um Soziologie oder eine soziologische Untersuchung zu betreiben, sind verschiedene Voraussetzungen zu erfüllen. Die Voraussetzungen bestehen darin, Kenntnisse in den verschiedenen wissenschaftlichen Teildisziplinen der Soziologie zu besitzen und im Sinne der Forschungsfrage zu integrieren.

Wissenschaftliche Teildisziplinen der Soziologie:

- Geschichte der Soziologie
- Sozialwissenschaftliche Methoden
- Soziologische Theorie
- Spezielle oder Bindestrich-Soziologien

Die Wahl des Gegenstands und der Methode der Untersuchung ergibt sich aus dem gewählten theoretischen Ansatz. Es gibt sehr viele soziologische Theorien. Eine Möglichkeit, diese zu überblicken, besteht darin, sie einer von drei Perspektiven zuzuordnen.

Perspektiven der Soziologie:

- Beziehungsmuster zwischen Individuen (Interaktionismus; z.B. Bedingungen von Therapieerfolg)
- Typen von sozialen Phänomenen (Phänomenologie; z.B. Krankheits- und Gesundheitsmodelle)
- Zusammenwirken von größeren sozialen Gebilden (Systemtheorie; z.B. struktuelle Bedingungen von Gesundheit und Krankheit)

Die speziellen oder Bindestrich-Soziologien sind ebenfalls breit gestreut. Alle Bereiche des menschlichen Zusammenlebens lassen sich soziologisch betrachten. Für die Medizin bzw. Krankenpflege sind einige Bindestrich-Soziologien von besonderem Interesse:

Beispiele für Bindestrich-Soziologien:

- Arbeits- und Berufssoziologie (z.B. soziale Schichtzugehörigkeit)
- Kultursoziologie (z.B. Pflege von Menschen aus fremden Kulturen)
- Bevölkerungssoziologie (z.B. gesundheitspolitische Maßnahmen)
- Medizinsoziologie (z.B. berufliches Selbstverständnis von Pflegenden)

9.2. Soziales Handeln

Soziales Handeln ist nicht mit sozial Handeln zu verwechseln. Soziologen interessieren sich z.B. auch für das soziale Handeln, das letztlich als kriminell (deviant) bewertet wird.

Der grundsätzliche Gegenstand der Soziologie ist das soziale Handeln. Denn erst indem der handelnde Einzelne oder die handelnde Gruppe sein/ihr Verhalten auf andere (Personen, Gruppen, Organisationen und Institutionen) ausrichtet, entsteht überhaupt Soziales, also Gesellschaft. Das Handeln auf andere auszurichten oder zu beziehen meint, die Folgen mitzudenken (also ein Ziel erreichen zu wollen, in bestimmter Form beurteilt werden zu wollen etc,). Soziales Handeln ist der Oberbegriff für auf andere bezogenes Tun, Denken und Kommunizieren.

Soziales Handeln ist der Forschungsgegenstand der Soziologie.

Eigenschaften sozialen Handelns:

- Orientierung an dem (wahrgenommenen oder erwarteten) Verhalten anderer
- Sinnhaftigkeit (d.h. die Absichten des Handelnden sind rational nachvollziehbar)
- Orientierung an normativen Regeln

9.2.1. Bestimmungsfaktoren sozialen Handelns

Sinnhaftigkeit

Soziales Handeln ist immer auf dem Hintergrund der Herkunftskultur des Agierenden zu sehen. In seiner Kultur (Normen- und Wertesystem einer Gesellschaft) liegt die Sinnhaftigkeit (Motivation und Art) seines Handelns begründet.

Je nach kulturellem Hintergrund entscheidet sich, ob und wie eine Handlung begangen wird.

Normen sorgen für Regelmäßigkeiten und Verhaltenssicherheiten.

Norm

Schon in der Alltagsbeobachtung fällt auf, dass soziales Handeln nach bestimmten Regeln abläuft. Soziales Handeln wird so genannt, weil es sich auf andere richtet (z.B. deren Reaktionen einplant). Deswegen ist soziales Handeln so angelegt, dass es verständlich und interpretierbar ist. Zu diesem Zweck ist es regelgeleitet, d.h. es orientiert sich an Normen. Normen sind allgemein gültige soziale Tatsachen, die als solche von außen an eine Handlung herangetragen werden. Eine Norm erfüllt bestimmte Funktionen im Hinblick auf Impuls, Wahl und Form einer Handlung.

Funktionen einer Norm:

- Zwang (Handlungen werden in bestimmten Situationen erwartet und sanktioniert)
- Erleichterung (Auswahl zwischen Handlungsalternativen)
- Anleitung (Handlungen müssen eine bestimmte Form aufweisen)

Arten von Normen:

- Muss-Normen (z.B. Gesetze)
- Soll-Normen (z.B. Sitten)
- Kann-Normen (z.B. Bräuche, Gewohnheiten)

Wert

Der Begriff Wert ist mit dem der Norm verwandt. Normen regeln Handlungsweisen, Werte Handlungsziele. Je nach Gesellschaft gibt es unterschiedliche Werte oder erstrebenswerte Zustände, die Handlungsziele bedingen. (z.B. eine berufliche Position, Naturschutz oder Selbstverwirklichung).

Werte können sich z.B. an religiösen, kulturellen oder ethischen Leitbildern orientieren. Je umfassender Werte geteilt werden, umso integrierender, konformierender wirken sie innerhalb einer Gesellschaft.

Werte sind eine zentrale Kategorie in der Soziologie, da ihr Wandel immer auch auf die ganze Gesellschaft wirkt. Sie prägen die Einstellungen, das soziale Handeln und schließlich auch Institutionen (Bsp. Rechtssystem). Der Wertewandel ist nicht umsonst cin Dauerbrenner in der öffentlichen Diskussion.

Devianz

Von geltenden Normen leitet sich das Verständnis von normal ab. Ein Zustand oder ein Verhalten wird als normal definiert, wenn es für die Mehrheit der Fälle typisch ist, also am häufigsten vorkommt.

Als Devianz bezeichnet man ein von geltenden Normen und Werten abweichendes Verhalten. Aus soziologischer Perspektive lässt sich auch Krankheit als Devianz bezeichnen. Wie sehr die Definition des Begriffes "krank" von der gesetzten Bezugsgröße, nämlich "normal" oder "gesund", abhängt, wird deutlich, wenn man jeweils das medizinische oder soziologische Konzept von Gesundheit und Krankheit betrachtet (s. Modelle).

Rolle

Abhängig von der Position, die ein Mensch in einer bestimmten Situation innehat, gestaltet sich seine Rolle. Entsprechend gibt es Erwartungen, die an sein Verhalten gestellt werden. Es hat "rollenkonform", d.h. an bestimmten Regeln orientiert zu sein. Rollen sind im Prinzip Bündel von Normen. Je nach Art, wie eine Person zu einer Rolle kommt, lassen sich diese gestalten oder wieder ablegen.

Arten der Aneignung von Rollen

- Zuschreibung (zugeschriebene Rollen)
- Erwerb (erworbene Rollen)

Auf Grund von Kriterien, die nicht beeinflussbar sind (z.B. Geschlecht, Herkunft und Alter), hat der Mensch zugeschriebene Rollen zu spielen. In veränderlichen Positionen dagegen (z.B. Beruf) hat er erwobene Rollen inne.

Dabei vereinigt jedes Individuum in sich häufig mehrere Rollen. Eine Krankenschwester muss z.B. gleichzeitig die Rolle der Pflegenden und die der Frau spielen. Schließen sich die Rollenerwartungen in bestimmten Situationen gegenseitig aus, so kommt es zu Rollenkonflikten. Nur mit Einsicht in die eigenen Anteile und mit entsprechenden Kommunikationsmethoden lassen sich diese Rollenkonflikte einigermaßen erträglich gestalten.

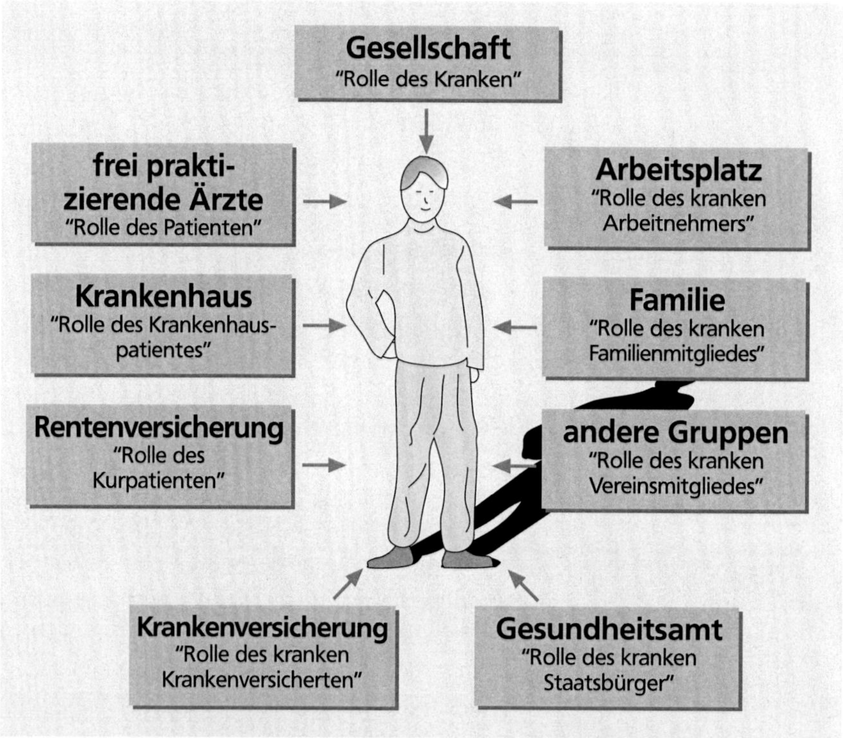

Abb. 20: Rollenerwartungen an den Kranken

Generell richten sich an alle Personengruppen im Krankenhaus bestimmte Erwartungen, Verhaltensweisen zu zeigen, die ihrer Position entsprechen.

Ein Arzt, der diagnostiziert, operiert, therapiert und nebenbei Haare frisiert, widerspricht der Rollenerwartung "funktionelle Spezifität"

Rollenerwartungen an den Arzt:

- Gerechtigkeit (affektive Neutralität)
- Wahrung der Schweigepflicht
- Hilfsbereitschaft gegenüber allen Menschen (Universalismus)
- Uneigennützigkeit (Altruismus)
- Kompetenz
- Ausführung definierter Tätigkeiten (funktionelle Spezifität)

Aus soziologischer Sicht ist das soziale Handeln der kleinste Baustein der Gesellschaft. Sinn, Norm, Wert, Rolle sind seine Grundlagen

Rollenerwartungen an den Patienten im Krankenhaus:

- Schuldlosigkeit an der Erkrankung
- Inanspruchnahme kompetenter Hilfe
- Demonstration des Genesungswillens (Kooperationsbereitschaft)
- Befreiung von normalen Rollenverpflichtungen (des Alltags)
- Einhaltung der geltenden Normen (z.B. Krankenhausordnung)

9.2.2. Zweck- versus Wertorientierung von vernunftbestimmtem Handeln

Handlungen werden auf den Grundlagen von Normen und Werten sowie Rollenverteilung und kulturell bedingter Sinnhaftigkeit vorgenommen. Je nach Gewichtung dieser einzelnen Grundlagen können die Ziele von vernunftbestimmten Handlungen unterschiedlich orientiert sein.

Vernunftarten, die Handeln zu Grunde liegen können:

- Zweckrationaliät (z.B. Operation, um eine Funktion wiederherzustellen)
- Wertrationalität (z.B. Operation, um Schönheit zu vermehren)

Gleichzeitig lassen sich verschiedene Varianten der Ethik, die hinter einem Handeln steht, unterscheiden. Von Gesinnungsethik spricht man, wenn sich das Handeln eher an einer Überzeugung, als an den Folgen orientiert (Bsp. maligne Tumore müssen immer operiert werden). Die Verantwortungsethik richtet sich umgekehrt gerade nach den Konsequenzen des Handelns (Bsp. Bei der Entscheidung zu Eingriffen an Patienten ist die anschließende Lebensqualität ausschlaggebend).

9.3. Sozialisation

Sozialisation ist die Prägung der kognitiven, emotionalen und moralischen Komponenten des sozialen Handelns. Sie bewirkt soziale Handlungsfähigkeit und persönliche Identität.

Unter Sozialisation versteht man einen Lernprozess, in dessen Verlauf sich ein Individuum in eine Gruppe eingliedert und sich ihren Normen und Werten anpasst. Der Prozess beginnt mit der Geburt. Er beinhaltet eine Internalisierung (Verinnerlichung, die nicht mehr hinterfragt wird) von Normen, Rollenerwartungen und Werten, die von der jeweiligen Gruppe geteilt werden. Die Gruppen, in denen die Sozialisationserfahrungen gemacht werden, werden auch als Sozialisationsinstanzen bezeichnet. Da jede neue Lebenssituation die Eingliederung in eine neue Gruppe oder das Erlernen einer neuen Rolle erfordern kann, ist Sozialisation ein lebenslanger Prozess.

In den verschiedenen Lebenssituationen unterscheiden sich die Prioritäten und die Instanzen der Sozialisation. Entsprechend spricht man von Sozialisationsphasen.

Sozialisationsphasen:

- Primäre Sozialisation: in der Ursprungsfamilie werden Urvertrauen, Werte, Normen, Sprache und Verhaltensmuster erworben
- Sekundäre Sozialisation: in Institutionen wie Kindergarten, Schule und Universität werden weitere Normen und Rollenerwartungen gelernt
- Tertiäre Sozialisation: die Eingliederung in Ausbildung und Berufszusammenhänge bringt zusätzliche Erfahrungen mit sich

Da innerhalb verschiedener sozialer Schichten unterschiedliche Handlungs- und Rollenerwartungen, soziale Werte und Normen bestehen, spielt die momentane soziale Situation beim Sozialisationsprozess eine wichtige Rolle.

Da die Sozialisation mit der Geburt beginnt und die ersten Lebensjahre prägend für die weitere Entwicklung wirken, ist die primäre Sozialisation der entscheidende Grundstock der sozialen Kompetenz des Individuums.

Einflussfaktoren auf die primäre Sozialisation:

- Bildungsstand der Familienmitglieder (Auswirkung z.B. auf sprachliche Fähigkeiten)
- Erziehungspraktiken und Erziehungsstile
- Position der Familienmitglieder im organisierten Arbeitsprozess (z.B. Berufsprestige, Einkommen).

9.4. Soziolgie der Gruppe

9.4.1. Definition Gruppe

Jeder Mensch gehört einer oder mehreren Gruppen an (Familie, Freunde, Nachbarn, Verein etc.). Erst durch die Beziehungserfahrungen, die er darin von klein auf macht, entwickelt er sich zum sozialen Wesen (Sozialisationsinstanzen).

Besonderheiten der Gruppe:

- Die Gruppe bedeutet die "Schnittstelle", an der ein Individuum zum sozialen Wesen wird.
- Die Gruppe ist die verbreitetste Form der sozialen Gebilde
- Charakteristika einer Gruppe:
- Definierte Anzahl von Mitgliedern (Kleingruppen: 3–25 Personen)
- Gemeinsames Ziel
- Rollenverteilung, die alle Mitglieder integriert (Struktur)
- Zeitlich andauernde und regelmäßige Prozesse der Interaktion (auch Kommunikation)
- Zusammengehörigkeitsgefühl ("Wir")
- Gemeinsames Normen- und Wertegefüge

Familie

Die Urform der Gruppe ist die Familie, die sich allerdings durch spezifische Charakteristika von anderen Gruppen absetzt.

Besonderheiten der Gruppe "Familie":

- Unfreiwilligkeit der Beziehung
- Vorhandensein beider Geschlechter
- Bestehend aus mindestens zwei Generationen
- Zyklischer Wandel von Normen, Werten, Rollenverteilung
- Undifferenzierte Ziele

Formelle versus informelle Gruppe

Formelle Gruppen entstehen aus einer Orientierung an rationalen Zwecken. Ihre Strukturen folgen expliziten organisatorischen Regelungen. (z.B. Krankenhausverwaltung).
Informelle Gruppen entstehen auf der Grundlage eher emotionaler Zwecke. Ihre Strukturen beruhen auf zwischenmenschlicher Anziehung oder gemeinsamten Interessen. (z.B. Freundeskreis aus Pflegenden).

Die Gruppe ist für die Soziologie deshalb ein soziales Gebilde von großem Interesse, weil sich daran exemplarisch die Phänomene der Vergemeinschaftung und Vergesellschaftung nachvollziehen lassen.

Im Laufe der Modernisierung wurden die bis dahin alleine verbindlichen gemeinschaftlichen Strukturen (z.B. Großfamilie, Dorfgemeinschaft) z.T. abgelöst. An ihre Stelle traten organisierte, formal geregelte, zweckorientierte soziale Gebilde (formelle Gruppen = Vergesellschaftung). Ihre nichtbefriedigten Bedürfnisse regelten die Menschen durch die Bildung informeller Gruppen (= Vergemeinschaftung).

Gruppenphänomene:

- Der Rang, den ein Individuum in der Gruppenhierarchie einnimmt, hängt davon ab, wie sehr es die gemeinsamen Normen und Werte internalisiert (verinnerlicht) hat
- Gruppen entwickeln gemeinsame Beurteilungsmaßstäbe (Konformität)
- In Gruppen gibt es zwei Führungsaufgaben: Organisation und soziale (ausgleichende) Arbeit
- In Abhängigkeit von dem Grad der Sympathie zwischen den Mitgliedern wirkt die Gruppe mehr oder weniger sozialisierend
- Zielerreichung hängt vom Führungsstil ab (autoritär: hohe Leistung nur in Gegenwart der Leitung; demokratisch: mittlere Leistung und hohes Interesse, aber kontinuierlich; antiautoritär/laissez faire: durchgängig geringe Leistung, niedriges Interesse).

Primärgruppe

Eine andere Form der Kleingruppe, der die informelle Gruppe ähnelt, ist die der Primärgruppe im Gegensatz zur Sekundärgruppe. Die Primärgruppe (bestehend aus Familie, Nachbarn, Spielfreunden, Dorfgemeinde) ist

- Das erste Beziehungsgeflecht, in welchem Sozialisationserfahrungen gemacht werden
- Das ständige, relativ stabile Beziehungsgeflecht, das ein Individuum umgibt

In die Primärgruppe ist das Individuum unmittelbar integriert, es hat keine Rolle als Funktionsträger inne. Die Kontakte in der Gruppe sind geprägt durch Intimität, Emotionalität, Unmittelbarkeit und Häufigkeit. Als informelle Sozialisationsinstanz bietet die Primärgruppe ihren Mitgliedern die Möglichkeit, ihr soziales Ich, ihre Identität zu entwickeln und zu stabilisieren. Entsprechend sind Primärgruppen durch eine hohe Konformität der Normen und Werte gekennzeichnet.

Sekundärgruppe

Die Sekundärgruppe (Oberbegriff für Vereine, Organisationen, den Staat etc.) ist durch spezifische Zielgerichtetheit und Zweckorientiertheit gekennzeichnet. Entsprechend ist sie nach rationalen Kriterien organisiert. Die Beziehungen sind eher unemotional und unpersönlich angelegt.

9.4.2. Institution

Das Zusammenhandeln "Aufnahme eines Patienten" ist eine Institution. Es folgt der Leitidee: Wohlgefühl ist herzustellen. Beteiligt sind die Rollenträger Patient, Arzt, Krankenschwester u.a.. Die materielle Ausstattung sind das Krankenhausgebäude, das Patientenbett, die Instrumente der Untersuchung etc.

Gelegentlich spricht man vom Krankenhaus als einer "Totalen Institution". Gerade auf Intensivstationen oder in Psychiatrien sind manche Handlungsabläufe extrem formal und unflexibel geregelt. Patienten sind längerfristig abgeschnitten von der Gesellschaft, ihrer Privatsphäre beraubt und teilweise entmündigt.

Institutionen gründen in der Kultur (Normen, Werte, Sinn) und in den materiellen Gütern (Einrichtungen, Gebäude) einer Gesellschaft und gleichzeitig in Bewusstsein und Körper (praktisches Handeln) der Individuen.

Institution ist ein Begriff, der in der Soziologie selten verwandt wird, da er zu sehr von seinem Alltagsverständnis überlagert ist. Während im Allgemeinen unter Institutionen öffentliche und förmlich gegenständliche Einrichtungen wie die Schule, das Krankenhaus, die Kirche verstanden werden, orientierte sich das soziologische Verständnis an der internen, ideellen Struktur dieser Einrichtungen. Nicht auf die Einrichtungen bezieht sich der soziologische Begriff Institutionen, sondern auf das Handeln darin.

Charakteristika einer Institution:

- Gemeinsamen Leitidee des Zusammenhandelns
- Beteiligung bestimmter Rollenträger
- Materielle Ausstattung, in der das Zusammenhandeln stattfindet
- Gemeinsame Normen
- Häufige und gleiche Wiederholungen des Zusammenhandelns

Institutionen sind in das Denken, Fühlen, Wahrnehmen, Handeln etc. der Menschen wie selbstverständlich eingebettet (internalisiert). Sie stellen sich dem Menschen dar wie unverrückbare Tatsachen, zu denen er sich verhalten muss. Wie ein Tier sich von seinen Instinkten leiten lässt, so orientiert der Mensch sein Verhalten an Institutionen. Sie sind dort anzutreffen, wo immer wieder die selben Handlungserfordernisse und -bedürfnisse auftreten.

Also sind Institutionen nichts anderes als allgemein bekannte Verhaltensstandards, welche die Funktion der Gesellschaft erhalten. Dabei wird die Individualität der Mitglieder nicht berücksichtigt.

Die Leitideen, welche hinter der Institution "ganzheitliche Pflege" stehen, könnten sich durch die Ergänzung um die Idee "Rationalisierung" wandeln. Ganzheitliche Pflege würde zur reinen funktionellen Pflege werden.

Institutionen bedeuten für die Gesellschaft und ihre Mitglieder:

- Identität (z.B. gemeinsame Leitideen)
- Begrenzung (z.B. von Lebensabschnitten durch die Institution Ehe)
- Stabilität (z.B. von Handlungsabläufen)
- Entlastung (z.B. von der Wahl unter Handlungsmöglichkeiten)
- Sicherheit (z.B. der Handlungserwartungen an andere)

Die Entstehung von Institutionen geht zurück auf bestimmte Leitideen. Aus einer zufälligen Gewöhnung an bestimmte Handlungen in Reaktion auf Handlungserfordernisse etabliert sich eine Handlungsroutine. Deren Einhaltung wird durch Sanktionen gewährleistet. Institutionen werden geändert oder abgeschafft, wenn sich die dahinter liegende Leitidee wandelt. Sozialer Wandel ist besonders an einem Wandel der Institutionen zu erkennen.

9.4.3. Organisation

Organisationen sind zweckorientierte Einrichtungen des geregelten Zusammenlebens, die aus rationellem Überlegen entstehen.

Während Institutionen Einrichtungen des geregelten Zusammenhandelns bezeichnen, die eher traditionell begründet, also aus Gewohnheit erwachsen sind, ist Organisation der Begriff für die typische moderne Variante.

Wirtschaftsunternehmen, Kirchen und Krankenhäuser sind darunter zu zählen.

Charakteristika von Organisationen:

- Zielorientierung
- Geplante Entstehung
- Relative Beständigkeit
- Institutionelle Strukturen (z.B. Arbeitsteilung oder Kooperation)
- Geregelte Mitgliedschaft

Organisationen sind der Oberbegriff für Gruppen, Vereinigungen und Institutionen. Die Zielorientierung beinhaltet immer formelle und informelle Ziele (z.B. Krankenhaus: formelles Ziel: Kranke heilen, informelles Ziel: Arbeitsplätze bereitstellen). Wenn die Ziele divergieren spricht man von Zielkonflikt.

Wie eine Organisationsstruktur angelegt ist, hängt von den zu erfüllenden Aufgaben ab. Bei eher gleichförmigen Tätigkeiten eignet sich Funktionsarbeit (z.B. Funktionspflege), bei eher differenzierten Tätigkeiten werden gute Ergebnisse eher durch Teamarbeit erreicht.

9.5. Macht und Herrschaft

Sozialer Zwang und Machtverhältnisse haben entscheidenden Einfluss auf soziale Prozesse. Dabei gilt es zu unterscheiden zwischen den sozialen Zwängen, die sich jedem Menschen gleichermaßen entgegenstellen, und der Gewalt (oder dem Einfluss, der Macht), die Menschen über andere ausüben.

Da Menschen soziale Wesen sind, sind sie von klein auf mit sozialen Zwängen konfrontiert. Bereits im Laufe ihrer Erziehung und Sozialisation passen sie sich den – durch Erwachsenere ("Mächtigere") bzw. die Strukturen – vorgegebenen Gegebenheiten an. Davon ausgehend, dass Menschen in jeder Situation miteinander kommunizieren (auch Teilnahmslosigkeit sagt etwas aus), ist sozialer Zwang etwas, das kommunikativ weitergegeben wird und permanent besteht: sobald sich Menschen begegnen, kommen sie nicht umhin, sich irgendwie zu verhalten. Sie müssen sich selbst wahrnehmen lassen, bzw. sich darstellen und das Gegenüber wahrnehmen.

9.5.1. Macht

Macht ist die Möglichkeit, auch gegen Widerstand Interessen durchzusetzen

Sobald Menschen Einfluss auf die Situation und das Verhalten anderer haben, spricht man von Macht.

9.5.2. Herrschaft

Herrschaft legitimiert sich durch Zustimmung.

Macht braucht, um von Dauer zu sein, ein gewisse Freiwilligkeit der Beherrschten. Erst die Zustimmung legitimiert zur Ausübung von Macht. Wenn diese gegeben ist, spricht man von Herrschaft.

Die Zustimmung zur Machtausübung durch einen Herrschenden, also seine Legitimation, setzt voraus, dass er als Autorität anerkannt wird.

Autorität kann beruhen auf:

- Charisma
- Tradition
- Rationalität

Krankenhauspersonal "beherrscht" Tagesablauf und Körper des Patienten. Die Legitimation dazu erteilt dieser, weil er annimmt, rationale Autoritäten vor sich zu haben: Handlungen sind als medizinische Notwendigkeiten vernünftig begründbar und die Handelnden sind formal qualifiziert (Krankenpflegeexamen, Approbation).

Charisma resultiert aus der Ausstrahlung, die eine Person hat und die ihr Erfolg beschert. Die Autorität etabliert sich, wenn der charismatische Herrscher einen Personenkreis findet, der ihn hofiert und dadurch seine Bedeutung nach außen trägt und verstärkt.

Traditionelle Autorität beruht auf Überlieferung/Vererbung von Ansehen und aus einem gewohnheitsmäßigen Selbstverständnis.

Rationale Autorität genießen Herrschende in modernen Gesellschaften. Sie setzt die Überzeugung der Beherrschten voraus, dass die Herrschenden sich an vernünftigen Argumenten orientieren. Die Gewährung der Macht ist begründbar und beruht auf schriftlich fixierten Regelungen. Hierarchien dienen der Absicherung von Machtstrukturen. In Herrschaftsverhältnissen, die auf rationaler Autorität beruhen, ist davon auszugehen, dass auch die Hierarchie entsprechend strukturiert ist (z.B. in Abhängigkeit vom Spezialisierungsgrad).

10 Soziale Ungleichheit

Gesellschaft entsteht aus dem Zusammenleben und -arbeiten von Menschen. Dabei gibt es verschiedene Positionen zu besetzen (z.B. Hausfrau und Manager), die im Vergleich unterschiedliche Lebensbedingungen mit sich bringen. In Abhängigkeit von bestimmten Kriterien werden Lebensbedingung entweder als Vor- oder Nachteil bewertet.

Kriterien für die Bewertung einer Lebensbedingung als vor- oder nachteilig:

- Allgemein geteilter Wert (Bsp. Bildungsabschluss)
- Prinzipiell gleiche Verteilbarkeit (Bsp. Einkommen)
- Abhängigkeit ihrer Verteilung von der Gesellschaftsstruktur. (Bsp. Ansehen: Berufe, die eher geistige als körperliche Ausbildung voraussetzen, sind meistens besser angesehen.)

Die Variablen, auf die sich diese unterschiedlichen Lebensbedingungen beziehen, sind in gängigen schichtsoziologischen Ansätzen Geld, Ansehen, Macht und Bildung.

Von sozialer Ungleichheit ist immer dann zu sprechen, wenn die Verteilung von vor- oder nachteiligen Lebensbedingungen von der Position in der Gesellschaft abhängt. Die Variablen dieser Lebensbedingungen sind Geld, Ansehen, Macht, Bildung.

Die ungleiche Ausprägung dieser Variablen wirkt sich auf innere (subjektive) und äußere (objektive) Lebensumstände der Angehörigen einer Schicht aus.

Von Ungleichheit geprägte Lebensumstände:

- Objektive Lebensumstände (z.B. Arbeitssituation (interessant oder gesundheitsgefährdend) oder Wohnung (luxuriös oder gesundheitsschädigend)
- Subjektive Lebensumstände (z.B. Lebenshaltung (Optimismus oder Pessimismus) oder Ausdrucksfähigkeiten (sprachliche Versiertheit oder mangelnde Ausdrucksfähigkeit).

10.1. Entwicklung gesellschaftlicher Strukturen

Seit Menschengedenken ist nicht eine Gesellschaft bekannt, in der soziale Gleichheit herrschte. Seit jeher leben Menschen unter ungleichen Lebensbedingungen. Im Laufe der Geschichte unterschieden sich die gesellschaftlichen Strukturen, in die diese Ungleichheiten integriert waren. Nach dem Kriterium der Ungleichheit lassen sich Stände-, Klassen- und Schichtungsgesellschaften unterscheiden.

Stand

Den Zeitraum vom Mittelalter bis zur Wende des 18. und 19. Jahrhunderts nennt man die vorindustrielle Zeit. Sie war in erster Linie landwirtschaftlich geprägt. In der vorindustriellen Zeit gab es die Ständegesellschaft. Die Mitgliedschaft zu einem Stand war praktisch von Geburt an festgelegt. Je nachdem, ob die Familie zum Adel, Bürgertum oder zum Bauernstand gehörte, war auch das Leben der Nachkommen vorgezeichnet.

Die ungleichen Lebensbedingungen je nach Standeszugehörigkeit waren rechtlich festgelegt und betrafen alle Lebensbereiche. Von der Kleiderordnung bis zum Wahlrecht reichten die Verordnungen. Ein Überwechseln zu einem höheren, besser gestellten Stand war praktisch nicht möglich.

Klasse

Zu Beginn der Industrialisierung Mitte des 19. Jahrhunderts verloren familiäre Herkunft und traditionelle Standeszugehörigkeit zunehmend an Bedeutung. Die Gesellschaft unterteilte sich in Besitzende und Besitzlose. Lohnerwerbstätigkeit in Fabriken löste für viele die Arbeit in der Landwirtschaft ab.

Weite Bevölkerungsgruppen lebten unter elenden Bedingungen. Die rechtlichen Verbindlichkeiten, die einmal die Standeszugehörigkeiten regelten, wurden in der Klassengesellschaft abgelöst von gesellschaftlichen Konventionen. Diese Konventionen orientierten sich meistens an ökonomischen Verhältnissen. Dementsprechend war auch ein Aufstieg in eine höhere Klasse nur durch Erwerb von Besitz möglich.

Schicht

Zu Anfang des 20. Jahrhunderts war die westliche Industriegesellschaft etabliert. Besonders die Schicht der Arbeitenden, die Unterschicht, nahm an Zahl zu. Weiterhin war Besitz die Variable, die den Lebensweg erheblich mitbestimmte. Gleichzeitig differenzierten sich die Schichten weiter aus. Maßgeblich für die Stellung der Einzelnen in der neu aufgekommenen Berufshierarchie wurden Bildung, berufliches Ansehen und Einkommen.

10.2. Soziale Schichtung

Der Begriff der sozialen Schichtung bezeichnet ein für westliche Gesellschaften gängiges Konzept, mit dem ihre Struktur beschrieben wird. Ein anderes Konzept, das neben dem beschreibenden auch einen politischen Anspruch vertritt, wäre das der Klassengesellschaft.

Die Variablen soziale Ungleichheit, Geld, Macht, Ansehen und Bildung, sind gleichzeitig die Kriterien der Schichtzugehörigkeit. Eng verbunden mit dem Begriff der sozialen Schichtung ist der Begriff des sozialen Status.

Ein akademischer Bildungsabschluss bedeutet keine Jobgarantie mehr, oder ein Beruf mit geringem Ansehen kann dennoch sehr gut bezahlt werden. Die Schichtgrenzen verschwimmen.

Status

Der soziale Status ergibt sich aus der Gesamtheit der Positionen, die ein Individuum bezüglich der Ungleichheitsvariablen innehat (z.B. Einkommensstatus und Bildungsstatus). Die Ausprägung einer Variablen nennt man Statusmerkmal (z.B. hohes oder geringes Einkommen). Vereint eine Person gleichgerichtete Statusmerkmale auf sich, spricht man von Statuskonsistenz (z.B. niedergelassener Arzt: hohe Bildung, hohes Ansehen, hohes Einkommen). Zunehmend üblich sind jedoch Statusinkonsistenzen (z.B. Krankenhausarzt: hohe Bildung, hohes Ansehen, geringes Einkommen). Von dem Statusmerkmal zu unterscheiden ist das Statussymbol. Statussymbole signalisieren nach außen die Position einer Person bezüglich einer Ungleichheitsvariablen.

Statussymbole:

- Kleidung
- Attribute (Bsp. Kopfschmuck, Rangabzeichen)
- Raumaufteilung (Bsp. Sitzordnung)
- Privilegien (Vorrechte)
- Lebensstilelemente (Bsp. Automarken)

Der gesellschaftliche Status hängt davon ab, welche Bildungsgrad, welches Einkommen, wie viel Macht und welches Ansehen jemand im Vergleich zu anderen – meistens Angehörigen anderer Berufsgruppen – hat.

Eine soziale Schicht besteht aus Individuen oder Familien, die in ihren gesellschaftlich zentralen Statusmerkmalen relativ übereinstimmen. Allerdings sind Schichtgrenzen weniger scharfe Trennlinien als fließende Übergänge. Schichtgrenzen verschwimmen zunehmend, weil die klassischen Zugehörigkeitskriterien nicht mehr unbedingt gemeinsam auftreten (Statusinkonsistenz).

Schichtungsmodell

Das klassische Schichtungsmodell für die Bundesrepublik Deutschland stammt aus den 60er-Jahren. Die "Zwiebel" ist in ihrer Grundaussage bis heute aktuell.

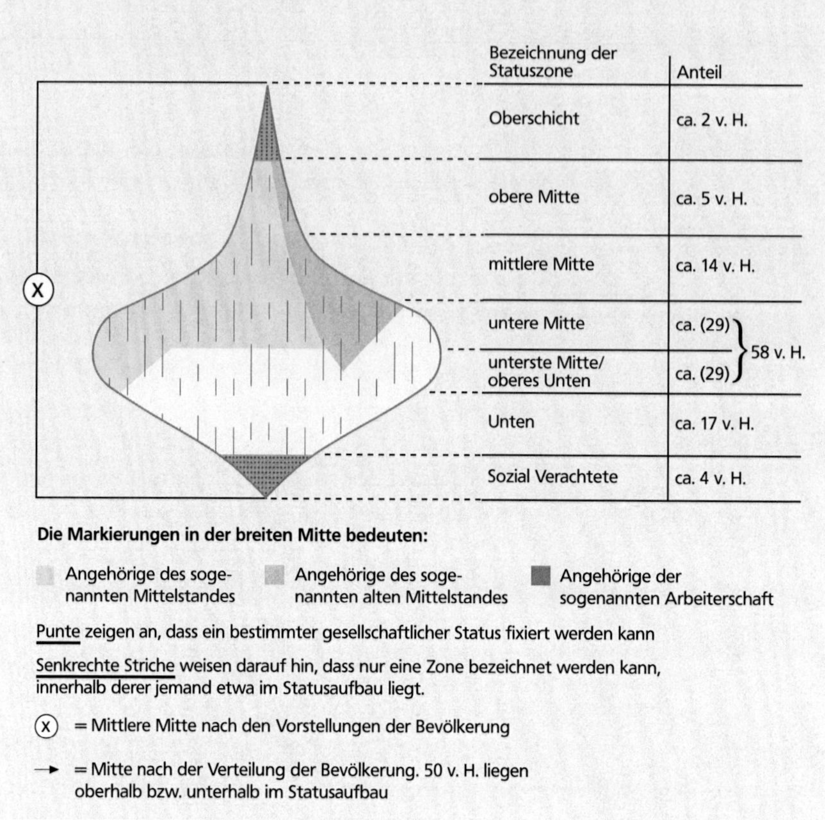

Abb. 21: Schichtungsmodell der Bundesrepublik Deutschland

Generell werden drei Schichten voneinander unterschieden:

- Oberschicht
- Mittelschicht
- Unterschicht

Jede dieser Schichten kann weiter untergliedert werden (z.B. obere Mittelschicht). Häufig entstehen so 5 bis 9 Schichten. Die Anzahl der Schichten und die Kriterien der Abgrenzung hängen von dem jeweiligen soziologischen Interesse ab.

Schichtungsmodelle beschreiben die Struktur der Gesellschaft. Sie erklären nicht, wie diese zustande kommt.

Differenzierte Schichtungsmodelle beruhen auf Schichtindizes, die sich aus der gewichteten Kombination von Statusmerkmalen ergeben und für eine Gruppe von Menschen gleich ausfallen. Ein gängiger Schichtindex besteht z.B. aus den zwei Merkmalsgruppen berufliche Stellung und Bildungsabschluss.

Merkmalsgruppen, die in Schichtindizes eingehen können:

- Objektive Status-Merkmale (Einkommen, Bildung, Beruf, Wohnsituation etc.)
- Merkmale sozialer Interaktion (z.B. sprachliche Fähigkeiten)
- Werte auf Prestige-Skalen

Mobilität

Im Gegensatz zur Stände- oder Klassengesellschaft ist in der Schichtungsgesellschaft ein Wechsel zwischen den Schichten (sozialer Auf- oder Abstieg) sehr viel eher möglich. Die Möglichkeit, die Position innerhalb des sozialen Gefüges zu verändern, heißt soziale Mobilität.

Die Bewegungsrichtung kann von unten nach oben und umgekehrt (vertikal) oder auch auf einem Niveau (horizontal) verlaufen. Im Gegensatz zur horizontalen Mobilität, die einen Positionswechsel innerhalb einer Schicht zur Folge hat, mündet vertikale Mobilität in eine andere Schichtzugehörigkeit. Soziale Mobilität kann unterschiedlich bedingt sein.

Bedingungen sozialer Mobilität:

- Strukturelle Bedingungen (z.B. Ausbau der Dienstleistungsgesellschaft: Arbeiter steigen auf zu Angestellten)
- Erworbenen Bedingungen (z.B. höherer Bildungsabschluss: Krankenpflegehelferinnen steigen auf zu Krankenschwestern)
- Vertikale soziale Mobilität ist die Möglichkeit, durch eine Statusveränderung (z.B. Berufswechsel) in eine höhere oder niedrigere Schicht zu gelangen.

10.3. Neue soziale Ungleichheiten

Im Zuge des "Fahrstuhleffekts" sind insgesamt höhere Bildungsabschlüsse zwar deutlich verbreiteter als noch vor 20 Jahren. Weiterhin schneiden jedoch Arbeiterkinder schlechter als Beamtenkinder ab.

Die Aufmerksamkeit für die häufig schlechteren Einkommensverhältnisse von Frauen ist relativ neu.

Ein wichtiger Einwand gegen Schichtungsmodelle lautet, dass sie sich auf bestimmte Indikatoren sozialer Ungleichheit beziehen und andere Merkmale außer Acht lassen. Diese "neue Aufmerksamkeit" für bestimmte Ungleichheiten ergibt sich daraus, dass allgemein die Lebensverhältnisse verbessert und die Netze sozialer Sicherungen dichter sind. Die "klassischen" Statusmerkmale (hohe Bildung, viel Einkommen usw.) verlieren an Bedeutung. Man spricht in Deutschland von dem "Fahrstuhleffekt", der schichtübergreifend die ganze Bevölkerung erfasst hat: Das Wohlstandniveau ist insgesamt "eine Etage höher gefahren". Schichtung ist deswegen nicht aufgehoben. Zum einen bestehen Ungleichheiten fort, verschärfen sich teilweise wieder und ergeben sich neu.

Zum anderen gibt es "neue Aufmerksamkeiten" für bestehende Ungleichheiten.

Menschen mit der soziokulturellen Eigenschaft "nicht-europäische Nationalität" arbeiten häufiger in Berufen mit geringem Ansehen.

Die neue Ungleichheitsforschung orientiert sich also weniger alleine an dem klassischen Bestimmungsfaktor der Ungleichheit "Beruf", wenngleich dieser für das Schichtungsgefüge bestimmend bleibt. In erster Linie ist ohnehin die Mittelschicht der hauptsächliche Untersuchungsort der Ungleichheitsforschung. Die beiden "Pole" der Schichtungszwiebel dagegen stabilisieren sich: Reiche werden immer reicher, Arme (besonders auch "neue Arme": Langzeitarbeitslose, Ausländer, Alleinerziehende etc.) werden immer ärmer.

Bei gleichem Beruf ist sowohl eine konservative, "bürgerliche" als auch eine alternative Lebensform denkbar.

Zugeschriebene Bestimmungsfaktoren der Ungleichheit

Nicht mehr nur erworbenen Bestimmungsfaktoren (z.B. Position in der Berufswelt) werden als ausschlaggebend für Ungleichheit und damit Schichtzugehörigkeit betrachtet. Zunehmend Bedeutung erlangen zugeschriebene Bestimmungsfaktoren. Diese beziehen sich z.B. auf soziokulturelle oder biologische Eigenschaften. Geschlecht, regionale oder nationale Herkunft (aus Ost- oder Westdeutschland, Deutschland oder nicht-europäischem Ausland), Alter etc. sind Faktoren, die ungleiche Lebensbedingungen nach sich ziehen.

Neue Variablen der Ungleichheit

Die klassischen Variablen, die ungleich ausgeprägt sind, heißen Geld, Macht, Ansehen und Bildung. Um Ungleichheit zu diagnostizieren werden nun auch andere Variablen herangezogen: z.B. Lebensbedingungen, wie sie sich durch Freizeiträume, Arbeitsumfeld, Gesundheitszustand und Wohnqualität gestalten.

Selbstgewählte neue Ungleichheiten

Allgemein spricht man davon, dass sich traditionelle Verbindlichkeiten zunehmend auflösen. Entsprechend ist es immer weniger möglich, von der Schichtzugehörigkeit eines Individuums auf die Konsequenzen für dessen Lebensgestaltung rück zu schließen. Ehemals konnte man von einem Mittelschichtsangehörigen ganz bestimmte Werteorientierungen erwarten. Heute spricht man von Pluralisierung: die Alternativenvielfalt der Werteorientierung und Lebensgestaltung hat zugenommen.

Deren traditionellen Verknüpfungen mit dem beruflichen Hintergrund verlieren an Bedeutung. Das gilt insbesondere in der breiten Mittelschicht.

Besonders in der Mittelschicht orientiert sich die Wahrnehmung ungleicher Lebensverhältnisse immer seltener an erworbenen (z.B. Beruf) als an zugeschriebenen Bestimmungsfaktoren (z.B. Geschlecht).

10.4. Sozialstatus, Gesundheit und Krankheit

Der Zweck der Schichtforschung liegt u.a. darin, Zusammenhänge zwischen Schichtzugehörigkeit und Einstellungen und Verhaltensweisen zu erkennen. Mit zunehmender Ausdifferenzierung der Lebenslagen und Pluralisierung der Lebensstile wird es zwar immer problematischer, verallgemeinernde Aussagen zu "typischen" Einstellungen und Verhaltensweisen zu treffen. Verallgemeinerungen sind aber erlaubt, wenn sie dazu dienen, Tendenzen aufzuzeigen (z.B. Erkrankungsphänomene teilweise zu erklären).

Während 90 % der Ober- und Mittelschichtsangehörigen die Schwangerenvorsorgeuntersuchungen nutzen, meiden mehr als 1/3 der Unterschichtsangehörigen diese Angebote.

Schichtspezifische Einstellungen:

- Oberschicht: Statuszufriedenheit, konservative Einstellung (Bewahren wollen)
- Mittelschicht: Aufstiegsorientiertheit, reformbereite Einstellung (Verbessern wollen)
- Unterschicht: Statusakzeptanz, fatalistische Einstellung (Hinnehmen wollen)

Es gilt als erwiesen, dass die Schichtzugehörigkeit auf das Krankheits- bzw. Gesundheitsverhalten Einfluss hat. Bezüglich Erkrankung und Krankheitsverlauf sind mit weitem Abstand Angehörige höherer Schichten bevorteilt: sie leben länger, gesünder und sicherer. Auch in Ländern mit sehr hohem Versorgungsniveau (z.B. Deutschland) sind Krankheitsentstehung und -verlauf schichtspezifisch ungleich verteilt.

Schichtabhängig unterschiedliche Verhaltensweisen und Phänomene:

- Gesundheitsverhalten (z.B. vermehrte Inanspruchnahme von Krebsfrüherkennung, Schwangerschaftsvorsorge, Kindervorsorge und gesündere Lebensführung)
- Krankheitsverhalten (Einsicht, Kooperation, Leidensbereitschaft)
- Frühinvalidität
- Morbidität (Erkrankungsrate bezogen auf Arbeitsunfälle und Berufserkrankungen)
- Mortalität (Sterblichkeitsrate, auch bezogen auf Kindersterblichkeit)

Das schichtabhängig unterschiedliche Verhalten wird begründet mit den entsprechend ungleichen Chancen zu handeln. So wie die Variablen Geld, Ansehen, Bildung die Schichtzugehörigkeit bestimmen, können sie sich auch auf die Zugangsmöglichkeiten zu Informationen oder die Bereitschaft, sich Hilfe zu holen, auswirken.

Bedingungen der Chancenungleichheit bezüglich Gesundheit und Krankheit:

- Wissenstand
- Distanz zwischen Laien (Kranken) und Professionellen (Ärzten)
- Ökonomische Situation der Kranken
- Arbeitsplatzverhältnisse
- Erziehung

Besonders Berufe mit niedrigerem Status sind zudem von gesundheitsbelastenden Umständen geprägt.

Berufsabhängige Erkrankungsrisiken:

- Statusbedrohung (z.B. Arbeitsplatzverlust)
- Belastende Arbeitszeitregelungen (z.B. Schicht- und Akkordarbeit, ungenügende Erholungsphasen, Umweltbelastungen (z.B. Lärm, Temperatur, Staub)

11 Medizinsoziologie

Die Medizinsoziologie ist eine so genannte Bindestrich- oder spezielle Soziologie. Sie entstand erst in den 40er-Jahren des 20. Jahrhunderts in den USA und ist damit eine relativ junge Disziplin. Jedoch schon soziologische "Klassiker" hatten sich mit Gegenständen der Medizinsoziologie auseinander gesetzt, ohne diese so zu benennen. Es gab z.B. bereits im 19. Jahrhundert Studien zu dem Zusammenhang von sozialer Situation und Suizid sowie Studien zu bürokratischen Organisationsformen, wie sie auch im Krankenhaus vorzufinden sind.

Die Medizinsoziologie beschäftigt sich mit den Phänomenen Gesundheit und Krankheit an sich, mit den entsprechenden Einrichtungen sowie den Interaktionen innerhalb dieser Einrichtungen. Teilweise überschneidet sich das Fachgebiet mit anderen, insbesondere mit der Sozialmedizin.

Interessensgebiet der Medizinsoziologie:

- Gesundheitssysteme weltweit (z.B. Vergleich der Finanzierung)
- Versorgungseinrichtungen der Gesundheitssysteme (z.B. Funktion von stationären und ambulanten Einrichtungen)
- Medizinische Berufe (z.B. Geschichte der Professionalisierung der Krankenschwester)
- Berufs- und positionsabhängiges Rollengefüge innerhalb medizinischer Organisationen
- Kulturelle Prägung der Medizin (Werte- und Normengefüge)
- Mögliche Fragestellungen der Medizinsoziologie:
- Sozioökonomische Bedingungen von Krankheit und Gesundheit (z.B. Schichtspezifika)
- Möglichkeiten und Grenzen der Medizin (z.B. gesellschaftliche Auswirkungen medizinischen Handelns)
- Normative Struktur von Gesundheit und Krankheit (s. Modelle)
- Rollenkonzepte (z.B. Arzt-Patient-Asymmetrie)
- Tertiäre Sozialisation in Institutionen des Gesundheitswesens (z.B. im Beruf des Arztes)
- Beratung, Planung, Dokumentation und Bewertung in Einrichtungen des Gesundheitswesens

Das Krankenhaus als soziologischer Gegenstand

Gesundheit und Krankheit haben eine große Bedeutung für das menschliche Zusammenleben und sind daher von großem Interesse für die Soziologie, bzw. die Medizinsoziologie. Alleine die Einrichtung Krankenhaus ist unter vielfältigen Gesichtspunkten zu analysieren.

Innerhalb des Gesundheitswesens hat das Krankenhaus einen hohen volkswirtschaftlichen und beschäftigungspolitischen Stellenwert. In Deutschland sind ca. 1,3 Mio Personen im Bereich des Krankenhauses tätig. Davon arbeiten rund 350.000 im Pflegedienst, andere in medizinisch-technischen Assistenzberufen, in Verwaltung, Technik und Hilfsorganisationen und im ärztlich-medizinischen Bereich.

Um die vielfältigen Aufgaben des Krankenhauses erfüllen zu können, bedarf es einer wohl organisierten Kooperation der vielen Spezialisten.

Personalgruppen im Krankenhaus:

- Medizinisches Personal
- Pflegerisches Personal
- Personal im Verwaltungs-, Wirtschafts-, Versorgungsbereich

Die Personalgruppen arbeiten in unterschiedlichen Funktionsbereichen zusammen.

Funktionsbereiche des Krankenhauses:

- Pflegeeinheiten
- Diagnostische Zentraleinheiten (Röntgendiagnostik, Zentrallabor)
- Therapeutische Zentraleinheiten (Operationsabteilungen)
- Rehabilitationseinheiten (Krankengymnastik, Massage)
- Betreuungseinheiten (Seelsorge, Sozialarbeit, Psychologischer Dienst)
- Versorgungseinheiten (Apotheke, Küche, Lager, Wäscherei)
- Technische Einheiten (Werkstatt, EDV-Abteilung)
- Verwaltungseinheiten (Leitung, Personal- und Patientenverwaltung)
- Informationseinheiten (Krankenarchive, Bibliothek)

Die Funktionstüchtigkeit des Krankenhauses wiederum ist abhängig von einer funktionierenden Kommunikation, d.h. adäquaten Kommunikationsstrukturen innerhalb und zwischen den einzelnen Funktionsbereichen.

Richtungen von Kommunikationsstrukturen:

- Horizontale Struktur (Gliederung nach Zuständigkeit bzw. Arbeitsfunktion)
- Vertikale Struktur (Über- bzw. Unterordnung bestimmter Positionen)

Die Kommunikationsstrukturen überschneiden sich teilweise mit Autoritätsstrukturen. Im Krankenhaus sind diese mindestens zweigleisig, nämlich je nach Kompetenzbereichen der Verwaltung oder der ärztlichen Leitung, ausgeprägt. Komplexe Organisationen weisen in der Regel selten einfache Befehls- und Kontrollfunktionssysteme, sondern mehrfach verzweigte hierarchische Muster auf.

Die Strukturen eines Krankenhauses beeinflussen die Zusammenarbeit aller Personengruppen (z.B. Arbeitszufriedenheit, psychische und körperliche Befindlichkeit von Pflegepersonen, Ärzten und Patienten.

12 Sozialmedizin

Sozialmedizin ist ein interdisziplinäres Fach. Es verbindet die medizinische mit der sozialwissenschaftlichen Sicht von Gesundheit, Krankheit und Behinderung. Anwendung finden die Erkenntnisse dieses Faches in Maßnahmen der Prävention, Sozialtherapie und Rehabilitation. Viele Teilgebiete der Medizin kann man unter einem sozialmedizinischen Aspekt betrachten.

Sozialmedizinische Teilgebiete:

- Sozialpsychiatrie
- Sozialpädiatrie
- Arbeitsmedizin
- Umwelt- oder ökologische Medizin

■ *Der Gegenstand der Sozialmedizin ist Gesundheit und Krankheit in der Gesellschaft.*

Die Sozialmedizin ist angewiesen auf Theorien, die die Beziehung zwischen medizinisch-biologischen und sozialwissenschaftlichen Merkmalen erklären können.

Der Sozialmedizin zu Grunde liegende Theorien:

- Medizinische Ansätze zur Krankheitserklärung. Daraus ergeben sich Konsequenzen für medizinisches und gesundheitspolitisches Handeln
- Sozialwissenschaftliche Ansätze der Krankheitserklärung. Daraus ergeben sich Erkenntnisse über soziale Unterschiede bei Krankheitsentstehung oder über gesellschaftliche Einflußfaktoren auf Gesundheit und Krankheit

Die Sozialmedizin als innerdisziplinäres Fach überschneidet sich stark mit der medizinischen Psychologie, medizinischen Soziologie und mit Fachgebieten wie Gesundheitsökonomie (z.B. Gesamtkosten der Gesundheitsversorgung, Kostennutzenanalysen).

12.1. Epidemiologie

Die Epidemiologie ist ein Teilgebiet der Sozialmedizin. Sie beschäftigt sich mit der Häufigkeit und der Verteilung von Krankheiten. Dazu zählen z.B. die Analyse von Sterberaten (Mortalität) und die Analyse von Krankheitshäufigkeiten (Morbidität) in der Bevölkerung. Die Ergebnisse dieser Analysen geben Aufschluss über Zustand und Entwicklung der Bevölkerungsstruktur.

Beispiele epidemiologischer Erkenntnisse:

- Weltweit sind eine Erhöhung der durchschnittlichen Lebenserwartung und eine Senkung der Sterblichkeit in den ersten Lebensjahren durch Verbesserungen hygienischer Verhältnisse und von Wohn- und Ernährungsbedingungen zu beobachten
- Die Haupttodesursachen verschieben sich von akuten zu chronischen Krankheiten (z.B. Herz-Kreislauf-Erkrankung, Krebs, rheumatische Erkrankungen, psychische und psychosomatische Erkrankungen) durch Ernährungs-, Umwelt- und Arbeitsbedingungen

12.2. Prävention und Rehabilitation

Unter Prävention (Prophylaxe) versteht man alle vorbeugenden Maßnahmen, die das Auftreten von Krankheiten verhindern und die Krankheitsdauer und Folgeschäden vermindern helfen.

Die teure Behandlung besonders von chronischen Krankheiten (vgl. Kostenexplosion im Gesundheitswesen) führte in den letzten 25 Jahren zu einem Umdenken in Medizin und Psychologie ("von der Heilkunde zur Gesundheitswissenschaft").

Eine Behandlung dient der Beseitigung einer Störung oder Krankheit. Dagegen besteht das Ziel der Prävention (von präventiven Maßnahmen) darin, die Entwicklungen von Krankheiten und Störungen zu verhindern.

Präventionsformen:

- Primäre Prävention
- Sekundäre Prävention
- Tertiäre Prävention

Primäre Prävention (Krankheitsverhinderung)

Zur primären Prävention zählen alle Maßnahmen, die das Auftreten von Erkrankungen in einer Population verhindern können oder die die Gesundheit fördern. Primäre Prävention ist also das Ausschalten von Risikofaktoren.

Maßnahmen der primären Prävention:

- Sicherstellung von gesunder Ernährung (z.B. Kontrolle von Nahrungsmittelzusätzen)
- Umweltschutz (z.B. Kontrolle von Umweltgiften)
- Beseitigung von Krankheitsüberträgern (z.B. Bau von Kanalisation)
- Impfungen
- Aufklärung über Risikofaktoren (z.B. Rauchen, Alkohol, fettreiche Speisen)

■ *Primäre Prävention ist die Verhütung von Krankheiten durch Ausschalten von Risikofaktoren.*

Sekundäre Prävention (Krankheitsfrüherkennung)

Sekundäre Prävention soll eine Erkrankung im frühen Stadium (erste Krankheitszeichen) erkennen und durch rechtzeitige Behandlung eine Verschlimmerung verhindern.

Maßnahmen der sekundären Prävention:

- Krebsfrüherkennung
- Vorsorgeuntersuchungen
- Kriseninterventionen

■ *Vorsorgeuntersuchungen (z.B. zur Vermeidung von Herz-Kreislauf-Erkrankungen) sind klassische Methoden der sekundären Prävention.*

Tertiäre Prävention (Vermeidung von Rückfällen)

Tertiäre Prävention soll Beeinträchtigungen oder langwierige Folgeschäden einer Erkrankung verhindern. Ziel ist die Wiederherstellung bestmöglicher Gesundheit und Wiedereingliederung in normale Lebensbezüge. Tertiäre Prävention entspricht der Rehabilitation.

■ *Tertiäre Prävention entspricht der Rehabilitation.*

Bei der Rehabilitation werden medizinische, pädagogische, berufsfördernde und soziale Maßnahmen angewandt.

Rehabilitationseinrichtungen:

- Behindertenwerkstätten
- Sozialpädagogische Einrichtungen (z.B. Kindererholungsheime)
- Sozialpsychiatrische Einrichtungen (z.B. Übergangskliniken, Tageskliniken, therapeutische Wohngruppen)

Individuelle Prävention beinhaltet Gesundheitserziehung und -aufklärung. Solche Maßnahmen der Prävention werden durch die Gesundheitspolitik initiiert und koordiniert.

Die psychologischen Methoden der Prävention wurden im Rahmen des therapeutischen Ansatzes der Verhaltensmodifikation entwickelt.

Psychologische Methoden der Prävention:

- Aufklärung
- Beratung
- Training

12.3. Demographische Entwicklung

Die aktuelle Entwicklung der Bevölkerungsstruktur in der Bundesrepublik muss sozial- und gesundheitspolitische Konsequenzen haben. Z.B. werden innerhalb der nächsten Jahrzehnte mehr Altenpflegeheime als Kinderkliniken nötig sein.

Demographie ist die Wissenschaft von der menschlichen Bevölkerung. Bevölkerung lässt sich mit mehr Faktoren beschreiben, als nur mit der Summe der Einwohner eines abgegrenzten Gebietes (z.B. die Bevölkerung einer Ortschaft, eines Landes usw.). An der Zusammensetzung der Bevölkerung interessieren auch der Anteil der beiden Geschlechter, die Altersstruktur, das Verhältnis von Zu- und Abwanderungen, Heiratsverhalten, Sterblichkeitszahlen usw.

Die Bevölkerungsstruktur unterliegt einem ständigen dynamischer Prozess, der für die Gesundheits- und Sozialpolitik von außerordentlicher Bedeutung ist (z.B. Nutzung von Versorgungsangeboten, Bedarf verschiedener medizinischer Einrichtungen.

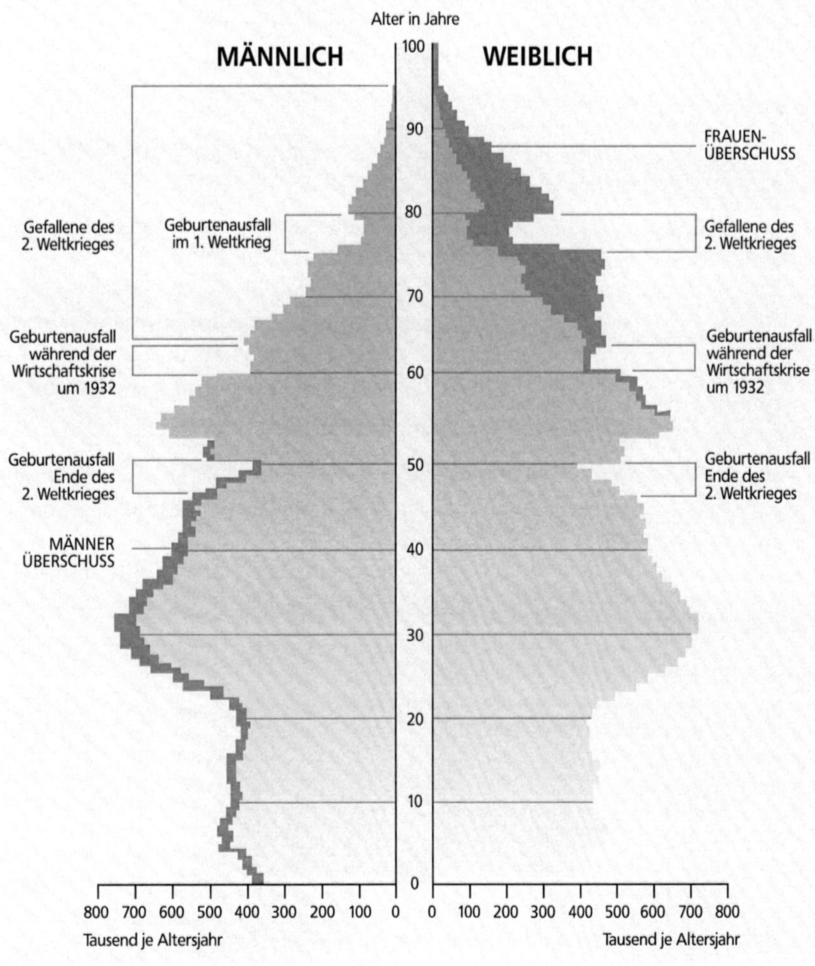

Abb. 22: Bevölkerungspyramide der Bundesrepublik Deutschland (aus: Statistisches Jahrbuch für das vereinte Deutschland, 1996)

Die demographische Entwicklung lässt sich mit der so genannten Bevölkerungspyramide darstellen.

Aussagen der Bevölkerungspyramide:

- Altersstruktur getrennt nach Geschlechtern
- Durchschnittliche Lebenserwartung (Sterbewahrscheinlichkeit)
- Geburtenzahlen

Sinkt die Zahl der Eheschließungen oder steigt das Heiratsalter, so sinken die Geburtenraten.

Die Zahl der Geburten ging von 1955 bis 1966 zunächst sehr stark in die Höhe und fiel anschließend sehr stark ab. Die Ursachen sind nicht genau bekannt. Als Folge mangelte es in den 70er Jahren u.a. an Kapazitäten in den Schulen.

Kennt man z.B. die Stärke des Geburtenjahrganges 1989, so kann man die Zahl der Schulanfänger 1995, die Zahl der Berufsanfänger 2008 und auch die Zahl der Rentner im Jahre 2050 einigermaßen genau vorhersagen.

In den Industrieländern steht eine Umkehrung der Bevölkerungspyramide bevor, d.h. in Zukunft wird es mehr Senioren als Jugendliche geben.

- Einflussfaktoren auf die Bevölkerungsentwicklung:
- Änderungen im Wertesystem (z.B. hoher Lebensstandard statt großer Familie)
- Veränderte Rollenverständnisse (z.B. durch Emanzipation der Frau)
- Veränderte "Normalbiographie" (bezüglich Bildung, Erwerbstätigkeit, Möglichkeiten der sozialen Mobilität)
- Krankheiten (Epidemien)
- Krieg
- Migration (Ein- und Auswanderungen)
- Mögliche Veränderungen in der Bevölkerungsstruktur
- Generative Struktur (Heiratshäufigkeit, Heiratsalter, Geburtenrate)
- Sterbestruktur

Vorhersagen über die genannten Faktoren sind wegweisend für die Sozialpolitik, für Institutionen des Gemeinwohls und natürlich für die Finanzierungsplanung.

Auf Entwicklungen in der Bevölkerung, die nicht vorhergesagt wurden, kann u.U. politisch nicht adäquat reagiert werden.

12.4. Gesundheits- und Sozialpolitik

Die Gesundheits- und Sozialpolitik basiert auf Erkenntnissen der Sozialmedizin. Die Politik regelt die Umsetzung der Gesundheitsbedürfnisse der Bevölkerung in Versorgungsstrukturen. Dabei müssen die Interessen der verschiedenen Organisationen und Institutionen berücksichtigt werden (z.B. Ärzte, Pflegepersonal, übrige Gesundheitsberufe, pharmazeutische Industrie, Staat). Gesundheitsbedürfnisse umfassen u.a. soziale Absicherung im Krankheitsfall, bei Berufskrankheiten, Unfällen, Invalidität und Behinderung.

Ziele aktueller politischer Maßnahmen:

- Eigenständigkeit der Versorgungseinrichtungen im Gesundheitswesen (z.B. ambulante und stationäre Versorgung, medizinische und soziale Dienste)
- Förderung des Selbsthilfepotentials der Bevölkerung (Selbsthilfegruppen von Patienten, Patienteninitiativen zur Durchsetzung von Patienteninteressen, Patientenversammlungen)

Die gesundheits- und sozialpolitischen Maßnahmen orientieren sich nicht nur an Gesundheitsbedürfnissen, sondern z.B. auch an wirtschaftspolitischen Maximen oder an den geltenden Werten.

12.5. Sozialtherapie

Sozialtherapie ist der Sammelbegriff für Methoden, die das soziale Umfeld des Patienten/Klienten beeinflussen sollen. Durch die Veränderung der sozialen Verhältnisse wird eine "Persönlichkeitsveränderung" erwartet, die den Betreffenden zur Eigeninitiative (Hilfe zur Selbsthilfe) befähigt.

Sozialtherapeutische Ansätze:

- "Soziale Unterstützungstherapie"
- Sozialpsychologische Behandlung
- Sozio-Therapie
- Forensische Sozialtherapie

Sozialtherapeutische Überlegungen führten zu einer neuen Sicht von Therapien überhaupt. Die Sichtweise basiert auf der Vorstellung, daß psychisches Wohlbefinden (Gesundheit) soziales Wohlbefinden einschließt und voraussetzt. Jede

Therapie sollte somit auch gleichzeitig soziale Therapie sein. Damit soll erreicht werden, dass künstliche und in vielfältiger Hinsicht auch diskriminierende soziale Abgrenzungen aufgehoben werden (vgl. Straffälligenhilfe).

Ziele sozialtherapeutischer Maßnahmen:

- Integration medizinischer und sozialer Dienste
- Kooperation verschiedener Gesundheitsberufe
- Gemeindenahe Versorgung der Bevölkerung

Typische sozialtherapeutische Einrichtungen:

- Gesundheitszentren
- Sozialstationen
- Sozialpsychiatrische Einrichtungen (z.B. Tageskliniken)
- Einrichtungen der Straffälligenhilfe
- Selbsthilfegruppen
- Andere soziale Einrichtungen (z.B. Gemeinwesenarbeit, Freizeitgruppen mit Kindern, Jugendclubs u.ä.).

Einführung in die Pädagogik

13 Pädagogik

Pädagogik ist die Lehre (Wissenschaft) von der Erziehung und Ausbildung.

Zwei Aspekte der Pädagogik:

- Vorgang des Erziehens bzw. des Erzogenwerdens
- Theoretische Grundlagen der Erziehungslehre als Didaktik (Unterrichtslehre)

Neben den verschiedenen Disziplinen wie Berufs-, Schul-, Sonderschul- oder Sozialpädagogik spielt die Pädagogische Psychologie als Teilgebiet der Angewandten Psychologie innerhalb der Pädagogik eine wichtige Rolle. Sie beschäftigt sich mit Problemen, die aus Erziehungssituationen im schulischen und außerschulischen Bereich erwachsen (Erziehungspsychologie, vgl. Erziehungsberatung).

Die Pädagogische Psychologie stützt sich auf Grundlagenfächer der Psychologie (dabei besonders auf die Lernpsychologie). Das zentrale Anliegen ist also die Erforschung des menschlichen Lernens (mit dem Ziel der Verhaltens- und Denkänderungen) und die sich daraus ergebenden Beeinflussungsmöglichkeiten innerhalb und außerhalb schulischer Institutionen.

13.1. Anthropologische Grundlagen der Erziehung

Die Anthropologie ist die Wissenschaft vom Wesen des Menschen und damit mit der Pädagogik eng verknüpft. Die Bezeichnung Anthropologie geht auf Aristoteles zurück; trotzdem ist die Anthropologie eine junge Wissenschaft. Sie hat bis jetzt noch keine einheitliche Bestimmung ihres Gesamtgegenstandes formulieren können. Sie erhebt jedoch auch nicht den Anspruch, ein erschöpfendes Bild vom Wesen des Menschen erarbeiten zu können.

■ *Anthropologie ist die Wissenschaft vom Menschen.*

Zur naturwissenschaftlichen Anthropologie zählen Art- und Rassenlehre des Menschen, Abstammungs-, Erb- und Konstitutionslehre (physische oder biologische Anthropologie). Die Sozial- und Kulturanthropologie untersucht die Wirkung der Gesellschaft auf Individuen und deren Verhalten (psychologische Anthropologie). Hier bestehen Überschneidungen zur Psychologie (besonders zur Sozial- und Entwicklungspsychologie), zur Soziologie (Medizinische und Kultur-Soziologie) und Völkerkunde (Ethnologie).

Die Medizinische Anthropologie, die mit der Psychologischen Anthropologie interessengleich ist, untersucht das eigentlich "Menschliche des Menschen", auch bezogen auf die Krankheit in ihrer "Menschlichkeit". In diesem Bereich entstehen Überschneidungen zu Philosophie und Theologie.

13.1.1. Bildsamkeit – Bildungsfähigkeit

Bildsamkeit steht in enger Beziehung zu dem pädagogischen Begriff der Erziehungsbedürftigkeit des Menschen.

Der Begriff Bildsamkeit beinhaltet nicht nur den Aspekt der Formbarkeit eines Menschen (z.B. mit den Zielen Anpassungs- und Handlungsfähigkeit), sondern auch den der Veränderbarkeit (s. Lernen, Anlage-Umwelt-Problem).

Erziehungsziele sind an Einstellungen und Werten und damit an der jeweiligen gesellschaftlich zugewiesenen Relevanz von Bildung orientiert. Diese Werte und Einstellungen können dem Wesen des Menschen entsprechen oder widersprechen. Bildsamkeit des Menschenist also ein Maß, das von gesellschaftlichen Bezügen und gleichzeitig den anthropologischen Grundlagen geprägt ist.

Im Gegensatz zur Bildsamkeit des Menschen ist Bildungsfähigkeit ein Begriff aus der Sonderpädagogik. Er bezieht sich auf den intellektuellen Entwicklungsstand des Einzelnen und sein Intelligenzniveau (s. Intelligenz, Intelligenztests). Man unterscheidet in der Sonderpädagogik Lernbehinderte, geistig Behinderte und Schwerbehinderte, für die es jeweils eigene Bildungsstätten (z.B. Sonderschulen) gibt.

13.1.2. Erziehungsziele

Im Bemühen um die Verbesserung der Bildung der Bevölkerung werden ständig neue Erziehungsziele gesetzt. An diese Erziehungsziele müssen die Erziehungsmethoden (Erziehungsmaßnahmen) angepasst werden. Immer sind Erziehungsziele gesellschafts- und kulturabhängig. Das bezieht sich auf allgemeine und spezielle Erziehungsziele.

■ *Erziehungsziele sind stark gesellschafts- und kulturabhängig.*

Allgemeine Erziehungsziele:

- Emanzipation der Bürger
- Mündigkeit der Bürger (Reduzierung der Fremdbestimmung)

Beide Erziehungsziele beinhalten die Unabhängigkeit der Personen. Der Begriff Emanzipation bezieht sich insbesondere auf die Gleichberechtigung aller Menschen (z.B. zwischen Männern und Frauen). Um die Stabilität bestehender (Macht-) Verhältnisse zu sichern, sind in der Erziehung auch emanzipationsfeindliche Ansätze zu finden. Mündigkeit ist gleichzusetzen mit Selbstbestimmung, d.h. sich seines Verstandes ohne Leitung eines anderen zu bedienen. Fremdbestimmung ist jede Form der Herrschaft und kann in ungerechtfertigte, unvernünftige und irrationale Abhängigkeit münden. Erziehung zur Mündigkeit bringt häufig einen Konflikt mit der jeweils umgebenden Gesellschaft mit sich (vgl. mündiger Patient, antiautoritäre Erziehung, Widerstand gegen politische Systeme).

Spezielle Erziehungsziele:

- Selbstbestimmung (im Gegensatz zu Fremdbestimmung)
- Rationalität (im Gegensatz zu Irrationalität)
- Konfliktfähigkeit auf der Grundlage eines gesunden Harmoniebedürfnisses (Konflikte sind Voraussetzung für den Abbau von Fremdbestimmung)
- Unabhängigkeit, kritisches Bewusstsein, Kreativität und Ichstärke (im Gegensatz zu Konformität und Abhängigkeit)

Für die verschiedenen Erziehungsziele in den einzelnen Lebensphasen des Menschen sind verschiedene Einrichtungen (Institutionen) zuständig.

Einrichtungen mit Erziehungsfunktion:

- Kindergärten
- Schulen
- Universitäten
- Volkshochschulen (Erwachsenenbildung)

Diese Erziehungs-(Bildungs-) Institutionen unterscheiden sich beträchtlich hinsichtlich ihrer allgemeinen und speziellen Erziehungsziele.

13.2. Erziehungs- und Führungsstile

Mit Erziehungsstil bezeichnet man einen Komplex zusammen auftretender und relativ stabiler Erziehungspraktiken und Erziehungseinstellungen. Der Erziehungsstil ist von den jeweiligen soziokulturellen Normen und dem jeweiligen Erziehenden (Eltern, Lehrer) abhängig.

Man unterscheidet gewöhnlich zwischen zwei Erziehungsstilen (Erziehungsverhalten).

Grundformen der Erziehungsstile:

- Autokratische Erziehung (maximale Lenkung)
- Demokratische Erziehung (laissez-faire-Stil mit minimaler Lenkung)

Diese Grundformen folgen zwei Prinzipien:

Autonomie gegen Kontrolle.

Je nach emotionaler Prägung des Erziehungsverhaltens lassen sich die Grundformen der Erziehungsstile weiter differenzieren:

Liebe versus Feindseligkeit.

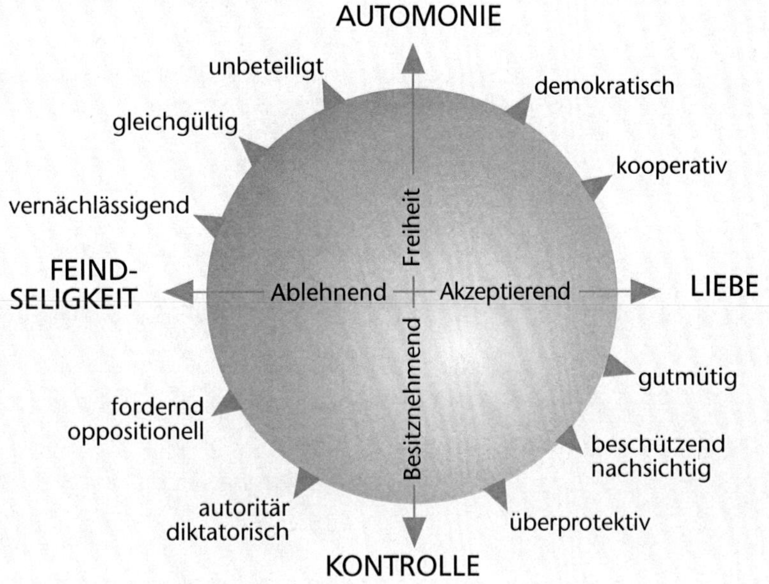

Abb. 23: Differenzierung von Erziehungsverhalten

Abbildung 23 zeigt auf, wie sich zwischen diesen Dimensionen Autonomie versus Kontrolle und Liebe versus Feindseligkeit Erziehungsverhalten differenzieren lässt.

- Autonomie (Selbstbestimmung) und Kontrolle (Fremdbestimmung)
- Feindseligkeit (Geringschätzung, emotionale Abneigung) und Liebe (Wertschätzung, emotionale Zuwendung)

Je nach Position innerhalb dieser Koordinaten führt das entsprechende Erziehungsverhalten zu ganz bestimmten Verhaltensweisen beim zu Erziehenden.

Diese Erkenntnisse lassen sich auf Erziehungsziele und Erziehungsstile im Umgang mit Patienten anwenden.

	Kontrolle	Autonomie
Liebe	unterwürfig, abhängig, berechnend, nett, geringe Aggresivität, wenig kreativ, sehr nachgiebig	aktiv, unabhängig, sozial aufgeschlossen, kreativ, "erfolgreiche" Aggresivität, Fähigkeit zur Rollenübernahme
Feindseligkeit	neurotische Verhaltensstörungen, Schwierigkeiten bei der Rollenübernahme, hohe Autoaggresivität, sozial abgelehnt, schüchtern	häufig kriminelles Verhalten, starke Aggresivität, widersätzlich

Abb. 24: Auswirkungen von Erziehungsverhalten

■ *Erziehungsstile müssen den jeweiligen Erziehungszielen angepasst werden.*

Führungsstile

Früher war man der Meinung, dass bestimmte Personen so genannte Führungseigenschaften besitzen. Diese Vorstellung hat sich nicht halten können, da die Führungseigenschaften eines Vorgesetzten auch stark von dem Verhalten der zu Führenden abhängen. Trotzdem lassen sich bestimmte Führungsstile von relativ andauernder Natur finden. (s. Kap. 7.2.4)

Führungsstile:

- Personenorient (Vorgesetzte sind eher am reibungslosen Ablauf der Gruppenprozesse interessiert)
- Aufgabenorient (Vorgesetzte sind eher an der erfolgreichen Bewältigung der jeweiligen Gruppenaufgabe orientiert)

Je nach Ziel der Gruppe und des Führers ist entweder der personen- oder der aufgabenorientierte Vorgesetzte erfolgreicher. Ansonsten haben Führungsstile die gleichen Auswirkungen wie Erziehungsstile.

13.3. Pädagogik in der Krankenpflege

13.3.1. Erziehungsmaßnahmen und tägliche Pflegepraxis

Jede pflegerische Maßnahme am Patienten kann unter pädagogischen Gesichtspunkten betrachtet werden. Je nach Pflegeziel können verschiedene pädagogische Maßnahmen angewendet werden.

Pflegeziele:

- Unterstützung bei den Aktivitäten des täglichen Lebens (z.B. Essen, Trinken, Atmen, Kommunizieren)
- Hilfe bei diagnostischen und therapeutischen Maßnahmen (z.B. Injektionen, Infusionen)
- Unterstützung in speziellen Pflegesituationen (z.B. sterbende oder psychisch kranke Patienten)
- Förderung der Mitarbeit des Patienten bei seiner Genesung (z.B. Befolgung ärztlicher und pflegerischer Ratschläge (Patienten-Compliance))

Pädagogische Maßnahmen zur Erreichung dieser Pflegeziele orientieren sich an den Methoden der Verhaltensmodifikation und des instrumentellen Lernens. Die Umsetzung dieser Maßnahmen ist von den Erziehungsstilen der Pflegenden geprägt.

13.3.2. Krisenintervention

Unter "Krise" versteht man die Reaktion eines Menschen auf ein unausweichliches bedrohliches Ereignis, das die persönliche Lebenssituation und -perspektive unmittelbar betrifft. Grundsätzlich kann im Krankenhaus bzw. in Krankheitsfällen jede Situation eine psychische Krise beim Patienten auslösen. Die Krise ist abhängig von Art, Schwere und Verlauf der Erkrankung, der Persönlichkeit, dem Alter, der Vorerfahrung des Patienten und den unmittelbaren Umständen. Mit der Krise sind in der Regel Gefühle verbunden.

Gefühle in Krisensituationen:

- Starke Angst (Panik)
- Todesangst
- Depression (Depressivität)
- Trauer
- Hilflosigkeit
- Hoffnungslosigkeit
- Suizidphantasien

Unter Krisenintervention versteht man jede verhaltensmodifizierende und pädagogische Maßnahme, die zu einem Abbau negativer Gefühle und zur Beruhigung des Patienten führt.

Maßnahmen der Krisenintervention:

- Patientenzentriertes Gespräch
- Verhaltenstherapeutische Methoden
- Sozialtherapeutische Maßnahmen
- Einbeziehung sozialpsychiatrischer Dienste

13.4. Beschäftigungslehre in der Kinderkrankenpflege

13.4.1. Beschäftigungslehre und das kranke Kind

Mit der Aufnahme ins Krankenhaus ergeben sich für jedes Kind große soziale Veränderungen. Trennung von Eltern und Familie, Abhängigkeit und Anpassungszwang können zu psychologischen Folgen wie z.B. emotionale Verstimmung, Aggressivität, Weinen führen. Darüberhinaus können aufgrund von reizarmen bzw. reizmonotonen Umgebungen Deprivationserscheinungen auftreten wie Langeweile und Nervosität. Im Allgemeinen ist der Krankenhausaufenthalt durch Monotonie (geringe Zahl von Sozialkontakten und Außenreizen) und einen Mangel an Zielen gekennzeichnet.

Hinter der Wahrnehmung von Langeweile steht eine besondere Zeitwahrnehmung. Die Zeitwahrnehmung ist eine subjektive Wahrnehmung, die nicht der metrischen Zeit (Uhr) entspricht. Zeitwahrnehmungen haben immer eine bestimmte Gefühlsqualität (angenehm – unangenehm).

Wie die Zeit im Krankenhaus vom Kind subjektiv wahrgenommen wird, hängt wesentlich von individuellen Faktoren ab.

Einflussfaktoren auf die Zeitwahrnehmung des Kindes im Krankenhaus:

- Alter des Kindes
- Dauer des Krankenhausaufenthaltes
- Art und Schwere der Erkrankung (z.B. Bettlägerigkeit)
- Individuelles Reizsucheverhalten des Kindes, Bedarf an Sozialkontakten
- Ausstattung der Station (Räume und Inventar)
- Anzahl und Art von Beschäftigungsmöglichkeiten

Das Beschäftigungsziel des Kindes besteht hauptsächlich darin, mit geeigneten Methoden seine Zeit sinnvoll zu gestalten. Sinnvolle Beschäftigung dient in jedem Fall der Vermeidung von Deprivationsphänomenen und der Förderung eines heilsamen Selbstbewusstseins.

Ziele der Beschäftigung:

- Angstabbau (Ablenkung von Problemen)
- Vermeidung von Langeweile
- Schaffung von Freude und Erfolgserlebnissen

Erkenntnisse der Beschäftigungslehre fließen in die Beschäftigungs-therapie (Ergotherapie) ein.

13.4.2. Arten der Beschäftigung

Neben der sprachlichen und körperlichen Beschäftigung (z.B. Krankengymnastik) bieten sich je nach Alter und Erkrankung Lesen, Malen und Basteln an. Diese Aktivitäten können, abhängig von der räumlichen Ausstattung, sowohl einzeln als auch in Gruppen durchgeführt werden.

Eine besonders hohe Bedeutung kommt dem kindlichen Spiel zu, wobei der Gegenstand des Spiels unterschiedlich sein kann. Kinder spielen mit sich, mit anderen Kindern, mit Eltern und mit Spielzeug.

Merkmale kindlichen Spieles:

- Das Spielziel ist die Spieltätigkeit selbst
- Die Spielwirklichkeit entspricht der "echten" Wirklichkeit, wie sie das spielende Kind erlebt
- Spielen ist eine meist lustbetonte, freudvolle Tätigkeit
- Beim Spiel wird Eigenbestimmung (Autonomie) und die Persönlichkeitsentwicklung gefördert

■ *Dem kindlichen Spiel muss in der Klinik größte Aufmerksamkeit geschenkt werden.*

Das Ausmaß kindlicher Persönlichkeitsentwicklung hängt vom "Spielraum" des Kindes ab.

Der Spielraum des Kindes definiert sich über:

- Freizeit und Freiraum für das Spielen
- Verfügbarkeit von Orten und Gegenständen zum Spielen
- Akzeptanz, positive Bewertung und Toleranz der Dauer des kindlichen Spiels durch die Erwachsenen
- Zurückhaltung und Nichteinmischung der Erwachsenen

Man kann die verschiedensten Spielarten unterscheiden, z.B. Funktions-, Konstruktions-, Rollen- und Regelspiele. Diese Spielarten lassen sich durch vielfältige konkrete Spiele und Spieltechniken füllen. Dabei sind der Kreativität der Kinder und der Erwachsenen keine Grenzen gesetzt.

■ *Kinder lernen und verarbeiten im Spiel.*

Fragensammlung

Fragen zu Kapitel 2: Überblick über die sozialwissenschaftlichen Disziplinen

1. Mit welchen Gegenständen (Inhalten) beschäftigt sich die Psychologie. Nennen Sie eine Definition!
2. Was versteht man unter Verhalten und wie kann es beobachtet werden?
3. Was versteht man unter Erleben und in welcher Beziehung steht es zum Verhalten?
4. Nennen Sie die Grundlagenfächer der Psychologie und beschreiben Sie ihre Beziehungen zueinander.
5. Nennen Sie die wichtigsten anwendungsbezogenen Fächer der Psychologie.
6. Mit welchen Inhalten beschäftigt sich hauptsächlich die Klinische Psychologie?
7. Beschreiben Sie die Hauptbereiche der Medizinischen Psychologie.
8. Nennen Sie einige psychiatrische Erkrankungen.
9. Welche Behandlungsmethoden verwendet die Psychiatrie?
10. In welchen Bereichen überschneiden sich Psychologie und Soziologie?
11. Wo überschneiden sich Psychiatrie und Klinische Psychologie?
12. Definieren Sie Psychosomatik und nennen Sie einige psychosomatische Erkrankungen.
13. Was versteht man unter Verhaltensforschung, und welche Bedeutung hat sie für die Psychologie?
14. Was versteht man unter Parapsychologie, und nennen Sie einige paranormale Phänomene.
15. Welche Auswirkungen können paranormale Phänomene auf Gesundheit und Krankheit haben?

Fragen zu Kapitel 3: Methoden der Sozialwissenschaften

16. Nennen Sie die Methoden der Sozialwissenschaften und diskutieren Sie Ihre Bedeutung.
17. Welche Formen der Verhaltensbeobachtung kennen Sie?
18. Nennen Sie einige Probleme bei Selbst- und Fremdbeobachtung.
19. Was kann beim Menschen beobachtet werden?
20. Was versteht man unter Beobachtungs- und Beurteilungsfehlern, und wie unterscheiden sie sich?
21. Was versteht man unter dem Rosenthal-Effekt? Nennen Sie ein Beispiel.
22. Was versteht man unter dem Milde-Effekt? Nennen Sie ein Beispiel.
23. Welche Bedeutung haben Beobachtungs- und Beurteilungsfehler für den Umgang mit Menschen?
24. Was versteht man unter Exploration, und welche Methoden lassen sich dabei unterscheiden?
25. Welche Interviewtechniken kann man unterscheiden?
26. Welche Bedeutung haben Fragebogen für die Anamneseerhebung?
27. Was versteht man unter psychologischen Tests?
28. Welche Merkmale können mit psychologischen Tests gemessen werden?
29. Wie lassen sich psychologische Tests einteilen?
30. Welche Bedeutung haben Intelligenztests in der Gesellschaft?
31. Was versteht man unter Leistungstests? Nennen Sie ein Beispiel!
32. Welchem Zweck dienen Persönlichkeitstests?
33. Welche Bedeutung hat die Antworttendenz "soziale Erwünschtheit" bei Persönlichkeitsfragebogen und Exploration?
34. Welche Gütekriterien für sozialwissenschaftliche Methoden sollten immer beachtet werden?

Fragen zu Kapitel 4: Allgemeine Psychologie

35. Was versteht man unter Allgemeiner Psychologie, und in welcher Beziehung steht sie zur Sozialpsychologie?
36. Welche Bereiche umfaßt die Sozialpsychologie?
37. Beschreiben Sie bitte die Bedeutung der Wahrnehmung für die Psychologie.

38. Welche Faktoren beeinflussen die psychologische Wahrnehmung?
39. Was versteht man unter sozialer Wahrnehmung und Personenwahrnehmung, und in welcher Beziehung stehen sie zueinander?
40. Erläutern Sie den Begriff des ersten Eindrucks und seine Bedeutung für die Kommunikation.
41. Welche verschiedenen Bewußtseinsprozesse kann man unterscheiden?
42. Welche verschiedenen Schlafmerkmale lassen sich unterscheiden?
43. Erläutern Sie Autosuggestion und Hypnose.
44. Diskutierren Sie die verschiedenen Denkformen und setzen Sie sie in Beziehung zur Logik.
45. Wie kommt es, dass in der Buchhändler-Denksportaufgabe die Quersumme der Lösung nicht zwei, sondern eins ist?
46. Welche Probleme stellen sich bei der Diskussion um Intelligenz?
47. Wie bewerten Sie die Anlage-Umwelt-Problematik im Zusammenhang mit der Entwicklung der Intelligenz?
48. Benennen Sie die gängigsten Intelligenzfaktoren.
49. Diskutieren Sie die Bedeutung der Intelligenz-Quotienten.
50. Was versteht man unter Lernen, und welche Bedeutung hat es für die Psychologie?
51. In welcher Beziehung steht Lernen zu Gedächtnis?
52. Von welchen Faktoren hängt die Gedächtnisleistung ab?
53. Beschreiben Sie kurz die wichtigsten Lerntypen.
54. Welche Bedeutung hat das klassische Konditionieren für die Entwicklung psychosomatischer Erkrankungen?
55. Was versteht man unter "Lernen am Erfolg", und welche Bedeutung hat es für die Kindererziehung?
56. Was versteht man unter Verstärkung, und von welchen Bedingungen hängt ihre Wirkung ab?
57. Welche Bedeutung hat das Beobachtungslernen (Modellernen) für die Entwicklung der Persönlichkeit?
58. Was versteht man unter kognitivem Lernen, und wie stark ist dabei der Anteil der Außensteuerung?
59. Was versteht man unter Verhaltensmodifikation?
60. In welcher Beziehung stehen Motive zu Handlungszielen?
61. Wie unterscheiden sich Verhalten und Handlung, und welche Bedeutung hat dies für das Verhalten von Patienten?
62. Welche verschiedenen Gefühle lassen sich unterscheiden?
63. Was versteht man unter Motiv bzw. Motivation?
64. Erläutern Sie die Bedeutung primärer Motive.
65. Welche soziogenen Motive werden unterschieden?

Fragen zu Kapitel 5: Entwicklungspsychologie

66. Beschreiben Sie die Ziele der Entwicklungspsychologie.
67. Für welche Disziplinen ist die Entwicklungspsychologie von Bedeutung?
68. In welche Entwicklungsabschnitte läßt sich die Lebensspanne eines Menschen einteilen?
69. An welchen Verhaltensweisen (Bereichen) ist die Entwicklung eines Kindes gut abzulesen?
70. Was sind die Charakteristika der frühen Kindheit?
71. Wie unterscheidet sich die Kindheit von der frühen Kindheit?
72. Durch welche Probleme ist das Jugendalter gekennzeichnet?
73. Beschreiben Sie die kognitive Entwicklung des Kindes.
74. Durch welche Einflüsse entsteht die Sozialisation im Rahmen der Persönlichkeitsentwicklung?
75. Welche Aspekte sind bei der psychosexuellen Entwicklung des Menschen wichtig?

Fragen zu Kapitel 6: Persönlichkeitspsychologie

76. Was sind die Gegenstände der Persönlichkeitspsychologie?
77. Für welche angewandten Bereiche der Klinischen Psychologie liefert die Persönlichkeitspsychologie die Grundlagen?
78. Welche Persönlichkeitsmodelle lassen sich unterscheiden?
79. Welche Instanzen werden beim psychoanalytischen Persönlichkeitsmodell unterschieden, und in welcher Beziehung stehen sie zueinander?
80. Beschreiben Sie kurz das psychoanalytische Persönlichkeitsmodell von Freud.
81. Was versteht man unter Abwehrmechanismen des Ich, und welche Bedeutung haben sie für die Instanzen der Persönlichkeit?
82. Nennen Sie die gängigsten Abwehrmechanismen des Ich und einige Beispiele dafür.
83. Welche Bedeutung hat bewußte oder unbewußte Angst für die Abwehrmechanismen?
84. Beschreiben Sie das Eigenschaftsmodell der Persönlichkeit.
85. Wie kann man Eigenschaften messen?
86. Nennen Sie die bekanntesten Eigenschaften.
87. Was versteht man unter Modifikation der Persönlichkeit und unter Verhaltensmodifikation?
88. Nennen Sie die bekanntesten psychotherapeutischen Schulen.
89. Auf welche Erkenntnisse der Allgemeinen Psychologie baut die Verhaltenstherapie auf?
90. Mit welchen Methoden arbeiten die psychoanalytisch orientierten Therapieformen?
91. Von welchen Grundvoraussetzungen geht die Gesprächspsychotherapie aus?
92. Welche Ziele verfolgt die Gesprächspsychotherapie?
93. Was versteht man im psychoanalytischen Sprachgebrauch unter Übertragung und Gegenübertragung und welche Bedeutung haben sie für die Krankenpflege?

Fragen zu Kapitel 7: Sozialpsychologie

94. Beschreiben Sie die Gegenstände der Sozialpsychologie.
95. Was versteht man unter Einstellungen?
96. Welche Faktoren und Mechanismen spielen bei der Entstehung von Einstellungen eine Rolle?
97. Was versteht man unter Gruppendynamik?
98. Welche Bedeutung hat die Gruppendynamik für das soziale Klima im Krankenhaus?
99. Wie wirken sich gruppendynamische Prozesse auf die psychische Krankheitsverarbeitung des Patienten aus?
100. Erläutern Sie die Bedeutung sozialer Gruppen für Individuum und Gesellschaft.
101. Was versteht man unter Kommunikation und Interaktion?
102. Welche Kommunikations- und Interaktionsmodelle sind Ihnen bekannt?
103. Welche Konflikte sind im Zusammenhang mit der Kommunikation denkbar?
104. Was sind die wesentlichen Merkmale der Gesprächsführung?
105. Beschreiben Sie einige Charakteristika des patientenzentrierten Gesprächs.
106. Welche Techniken der patientenzentrierten Gesprächsführung sind Ihnen bekannt?
107. Welche Bedeutung haben Einstellungen für den Kommunikationsprozeß?
108. Was versteht man unter "kognitiver Dissonanz"?
109. In welcher Beziehung steht das Vorurteil zum Einstellungsbegriff?
110. Wie können Einstellungsänderungen erreicht werden?
111. Was versteht man unter Primär- und Sekundärgruppen, und welche Bedeutung haben sie für die Krankenpflege?
112. Wie unterscheiden sich formelle von informellen Gruppen?
113. Beschreiben Sie einige Gruppenstrukturen.
114. Welche Bedeutung haben Gruppennormen für das Individuum?
115. Diskutieren Sie den Begriff der Führungseigenschaften.
116. Welche Bedeutung hat die Rückkoppelung (Feedback) für den Kommunikationsprozeß?
117. Welche Kommunikationskanäle kann man unterscheiden und in welchem Verhältnis stehen sie zueinander?
118. Welche Aspekte sind bei der nicht-sprachlichen Kommunikation zu beachten?

119. Welche Bedeutung hat der Körperkontakt als nicht-sprachliche Kommunikationsmöglichkeit in der Krankenpflege?
120. Wie entstehen Kommunikationsstörungen?
121. Was versteht man unter Beziehungs- und Inhaltsaspekt einer Kommunikation?
122. Welche Ziele sind mit der Gesprächsführung allgemein zu erreichen?
123. Welche Gesprächsformen lassen sich unterscheiden, und welche Bedeutung haben sie für die Krankenpflege?
124. Welche Einstellungen sind bei einer patientenzentrierten Gesprächsführung wichtig?
125. Aus welchen psychotherapeutischen Schulen ist die patientenzentrierte Gesprächsführung hervorgegangen?
126. Was versteht man unter Empathie, Akzeptanz und Kongruenz?
127. Nennen Sie einige Gesprächstechniken der patientenzentrierten Gesprächsführung.
128. Was sind typische Fehler bei der Anwendung patientenzentrierter Gesprächsführung?

Fragen zu Kapitel 8: Psychologie des kranken Menschen

129. Beschreiben Sie die besondere Situation des Menschen im Krankenhaus.
130. Welche Ängste können bei einem Patienten im Krankenhaus auftreten?
131. Mit welchen Methoden läßt sich mit der Angst besser umgehen?
132. Was versteht man unter Krankheitsbewältigung?
133. Wie kann man mit schwer und unheilbar Kranken umgehen?
134. Welche Gesprächsführungstechniken können Sie im Umgang mit Streß beschreiben?
135. Welche Problemlösemodelle kennen Sie, und wie lassen sie sich bei der Streßbewältigung einsetzen?
136. Was versteht man unter Krankheit?
137. Wie kann man Gesundheit definieren?
138. Welche Ziele verfolgt die Gesundheitspsychologie?
139. Welche Krankheitsmodelle lassen sich unterscheiden, und welche Bedeutung haben sie für das Gesundheitswesen?
140. Welche verschiedenen Normbegriffe lassen sich unterscheiden?
141. Diskutieren Sie die verschiedenen Normbegriffe im Zusammenhang mit der Krankheitsdefinition.
142. Wo findet man in der Medizin oder Krankenpflege Idealnormen?
143. Was ist eine Volkskrankheit im Zusammenhang mit verschiedenen Normbegriffen?
144. Was versteht man unter Krankenrolle und wo ist sie im Krankenhaus zu beobachten?
145. Was versteht man unter primärem und sekundärem Krankheitsgewinn?
146. Was ist Patienten-Compliance und welche Bedeutung hat sie in der Krankenpflege?
147. Wie kann die Patienten-Compliance verbessert werden?
148. Beschreiben Sie einige psychosozialen Belastungen im Zusammenhang mit körperlichen Erkrankungen.
149. Welche Bewältigungsformen körperlicher Erkrankungen kennen Sie?
150. Von welchen Faktoren hängen psychische Reaktionen auf körperliche Krankheiten ab?
151. Was versteht man unter prämorbider Persönlichkeit und welche Bedeutung hat sie für die Medizin?
152. Welche emotional negative Reaktionen sind in Begleitung körperlicher Erkrankungen oft zu beobachten?
153. Beschreiben Sie die häufigsten Ängste bei Krankenhauspatienten.
154. Was versteht man unter Thanato-Psychologie?
155. Beschreiben Sie die Rolle des Pflegepersonals im Zusammenhang mit dem Begriff Sterbebeistand.
156. Wie kann man der Vereinsamung sterbender Patienten begegnen?
157. Beschreiben Sie die psychischen Aspekte des Sterbevorgangs.
158. Erläutern Sie die Bedeutung des Suizid für das Gesundheitswesen.
159. Welche Bedeutungen haben Suizidversuche für das Krankenpflegepersonal?
160. Welche Merkmale deuten auf eine Suizidgefährdung hin?

161. Welche Formen des Suizids sind Ihnen bekannt?
162. Was versteht man unter Trauerreaktionen und welche Bedeutung haben sie für die Krankenpflege?
163. Welche psychosomatischen Begleitsymptome sind bei Trauerreaktionen häufig zu beobachten?
164. Beschreiben Sie kurz die verschiedenen Phasen der Trauerarbeit und ihre Charakteristika.
165. Von welchen Faktoren hängt der Verlauf des Trauerprozesses ab?
166. Was versteht man unter Todesangst und Todesfurcht?
167. Welche verschiedenen Aspekte der Todesangst sind Ihnen bekannt?
168. Welche Beziehungen bestehen zwischen Religiosität und Todesangst?
169. Welche Erlebens- und Verhaltensweisen sind bei einem kranken Kind zu beachten?
170. Beschreiben Sie die psychologische und soziologische Situation des kranken Kindes.
171. Welche Aufgaben hat die Pädiatrische Psychologie?
172. Welche Auffälligkeiten zeigen sich häufig als Folgen von psychosozialen Belastungen der Kinder im Krankenhaus?
173. Welche Bedeutung hat Rooming-in unter dem Gesichtspunkt psychosozialer Belastungen im Krankenhaus?
174. Welche psychischen Probleme stellen sich bei Kindern vor Operationen?
175. Mit welchen Maßnahmen können Ängste von Kindern im Krankenhaus positiv beeinflußt werden?
176. Welche psychologischen und soziologischen Probleme stellen sich dem Pflegepersonal bei kranken ausländischen Mitbürgern?
177. Diskutieren Sie die Bedeutung der Krankheit als positive Chance für das weitere Leben des Patienten.

Fragen zu Kapitel 9: Grundbegriffe der Soziologie

178. Wer begründete die Soziologie, was war sein Anliegen?
179. Wie definiert sich die Soziologie?
180. Welche Formen sozialer Gebilde gibt es?
181. Diskutieren Sie die Funktion der soziologischenTheorie.
182. Welche Fragestellungen haben die verschiedenen soziologischen Ansätze gemeinsam?
183. Was sind die Grundannahmen der Soziologie?
184. Was ist der grundsätzliche Gegenstand der Soziologie, womit ist dieser nicht zu verwechseln?
185. Nennen Sie die Bestimmungfaktoren sozialen Handelns und definieren Sie sie.
186. Diskutieren Sie die Funktion von Normen.
187. Welche Rolle spielen Werte in der Gesellschaft?
188. Unterscheiden Sie zwei Arten vernunftbedingten Handelns und zwei Arten von Ethik.
189. Was versteht man unter Sozialisation?
190. Nennen Sie die Bedeutung der Sozialisation für das Individuum und die Phasen der Sozialisation.
191. Welche Rolle spielt die Gruppe für das Individuum?
192. Wie ist eine Gruppe charakterisiert?
193. Was ist das besondere an der Gruppe "Familie".
194. Unterscheiden Sie formelle und informelle Gruppe.
195. Nennen Sie fünf Gruppenphänomene.
196. Was ist eine Institution und was verbirgt sich hinter dem Begriff "totale Institution"?
197. Finden Sie ein Beispiel für eine Leitidee, die eine Institution trägt.
198. Diskutieren Sie den Unterschied zwischen Institution und Organisation
199. Wie unterscheiden sich sozialer Zwang, Macht und Herrschaft voneinander?
200. Welche Formen von Autorität kennen Sie, wie sind diese charakterisiert?
201. Finden Sie ein Form von Autorität in ihrem Alltag.

Fragen zu Kapitel 10: Soziale Ungleichheit

202. Wie definieren Sie soziale Ungleichheit?
203. Nennen Sie die Kriterien, nach denen Lebensbedingungen als vor- oder nachteilig definiert werden.
204. Diskutieren Sie drei verschiedenen Gesellschaftsstrukturen, die von Ungleichheit geprägt sind.
205. Was versteht man unter sozialer Schichtung?
206. Wie definiert sich die Schichtzugehörigkeit?
207. Was wissen Sie über den sozialen Status, sein Zustandekommen, seine Merkmale und Symbole?
208. Diskutieren Sie den Begriff Statuskonsistenz.
209. Wie kommen Schichtungsmodelle zustande? Welches kennen Sie?
210. Was ist soziale Mobilität und welche Formen kennen Sie?
211. Was ist neu an den neuen sozialen Ungleichheiten?
212. Beschreiben Sie den "Fahrstuhleffekt", seine Vor- und Nachteile.
213. Welche Bestimmungsfaktoren der Ungleichheit kennen Sie?
214. Diskutieren Sie das Phänomen "Pluralisierung der Lebensstile"
215. Welcher Zweck der Schichtforschung ist für die Krankenpflege von Interesse?
216. Unterscheiden Sie schichtspezifische Einstellungen und deren Auswirkungen auf Gesundheits- und Krankheitsverhalten.
217. Diskutieren Sie die schichtabhängige Chancenungleichheit, die sich auf Gesundheit und Krankheit auswirken kann.

Fragen zu Kapitel 11: Medizinsoziologie

218. Womit beschäftigt sich die Medizinsoziologie?
219. Nennen Sie drei mögliche medizinsoziologische Fragestellungen.
220. Diskutieren Sie die soziologische Bedeutung des Krankenhauses.
221. Beschreiben Sie das Krankenhaus als Institution.
222. Nennen Sie zentrale Funktionsbereiche im Krankenhaus.
223. Welche strukturellen Überschneidungen können im Krankenhaus Konflikte auslösen?

Fragen zu Kapitel 12: Sozialmedizin

224. Stellen Sie die allgemeine sozialmedizinische Struktur dar.
225. Beschreiben Sie den Einfluß von Umweltfaktoren auf Krankheit und Gesundheit.
226. Welches konkrete Handeln läßt sich aus dem Einfluß von Umwelt und Gesundheit ableiten?
227. Was versteht man unter Sozialtherapie?
228. Welche sozialtherapeutischen Einwirkungen kennen Sie?
229. Wie werden die Interessen der Patienten in Gesundheits- und Sozialpolitik umgesetzt?
230. Erläutern Sie die Bedeutung von Selbsthilfegruppen im Rahmen der Sozialmedizin.
231. Was versteht man unter Prävention?
232. Welche Präventionsarten unterscheidet man?
233. Was versteht man unter Arbeitsmedizin und welche Bedeutung hat sie im Rahmen der Sozialmedizin?
234. Was versteht man unter ökologischer Medizin?
235. Welche theoretischen Ansätze unterscheidet man in der Sozialmedizin?
236. Welche Beziehung hat die Sozialmedizin zur Medizinischen Psychologie und zur Medizinischen Soziologie?
237. Was versteht man allgemein unter Epidemiologie?
238. In welcher Beziehung stehen Prävention und Rehabilitation zueinander?
239. Was versteht man unter Mortalität und was unter Morbidität?
240. Welche Aspekte sind bei der epidemiologischen Betrachtung von Morbidität und Mortalität wichtig?
241. Welche Methoden primärer Prävention kennen Sie?
242. Welche Methoden sekundärer Prävention sind Ihnen bekannt?
243. Wo wird Rehabilitation durchgeführt?

Fragen zu Kapitel 13: Pädagogik

244. Beschreiben Sie den Gegenstand der Pädagogik.
245. Was versteht man unter Erziehungsstil?
246. Nennen Sie die bekanntesten Erziehungsstile.
247. Welche Führungsstile kennen Sie?
248. Worin unterscheiden sich Erziehungsstil und Führungsstil?
249. Nennen Sie einige Erziehungsziele und beschreiben Sie die Bedeutung für Erziehungs- und Führungsstile.
250. Was versteht man unter Beschäftigungslehre?
251. Was versteht man unter Anlage-Umwelt-Problem?
252. Wenden Sie das Anlage-Umwelt-Problem auf die Entwicklung der Intelligenz an.
253. Erläutern Sie die anthropologischen Grundlagen der Erziehung.
254. Was versteht man unter Anthropologie und welche Formen unterscheidet man?
255. Beschreiben Sie die grundlegenden theoretischen Konzepte in der Pädagogik.
256. Erläutern Sie den heutigen Stand der Pädagogik.
257. Beschreiben Sie kritisch die Faktoren, die das Lernen beeinflussen.
258. Welche erzieherischen Möglichkeiten gibt es im Verhältnis zur genetischen Determination?
259. Welche Bedeutung haben Erziehungsinstitutionen?
260. Welche Bedeutung hat die Mündigkeit im Rahmen der Pädagogik?
261. Beschreiben Sie kritisch Wesen und Autorität in der Erziehung.
262. Welche Bedeutung haben Modelle der erzieherischen Einflußnahme in der täglichen Pflegepraxis?
263. Welche Folgen hat ein kontrollierender und welche ein feindseliger Erziehungsstil?
264. Auf welche Pflegeziele richten sich pädagogische Maßnahmen?
265. Welche Emotionen sind in psychischen Krisen zu erwarten?
266. Welche psychologischen Maßnahmen können bei einer Krisenintervention durchgeführt werden?
267. Was versteht man unter Deprivation bzw. Deprivationserscheinungen?
268. Nennen Sie einige Beschäftigungsmöglichkeiten im Bereich der Pädiatrie.

Stichwortverzeichnis

A

B

C

D

E

F

G

H

I

J

K